高脂血症

GAOZHIXUEZHENGFANGYUZHI

防与治

（第二版）

丛书总主编　谢英彪

本书主编　张雪真　谢英彪

编　著　周明飞　李宏大　袁受桥

虞丽相

王　凯

西安交通大学出版社

XI'AN JIAOTONG UNIVERSITY PRESS

内容简介

高脂血症是指体内脂质代谢紊乱,血液中一种或多种脂质成分异常增高,并引发一系列临床病理变化的病症。本书从对高脂血症的认识谈起,主要介绍了高脂血症患者的科学养生、饮食防治、合理运动、心理调适以及中西医防治等方面的内容,是一本适合大众阅读的健康教育读物。

图书在版编目(CIP)数据

高脂血症防与治 / 谢英彪主编 . —2 版 . —西安:西安交通大学出版社,2013.8

(常见疾病防与治丛书)

ISBN 978 - 7 - 5605 - 5580 - 5

Ⅰ.①高… Ⅱ.①谢… Ⅲ.①高血脂病—防治 Ⅳ.①R589.2

中国版本图书馆 CIP 数据核字(2013)第 195452 号

书 名	高脂血症防与治(第二版)	
丛书总主编	谢英彪	
本书主编	张雪真 谢英彪	
责任编辑	王华丽 吴 杰	
出版发行	西安交通大学出版社	
	(西安市兴庆南路 10 号 邮政编码 710049)	
网 址	http://www.xjtupress.com	
电 话	(029)82668357 82667874(发行中心)	
	(029)82668315 82669096(总编办)	
传 真	(029)82668280	
印 刷	陕西江源印刷科技有限公司	
开 本	727mm×960mm 1/16 印张 9.25 彩页 1 页 字数 112 千字	
版次印次	2013 年 8 月第 2 版 2013 年 8 月第 1 次印刷	
书 号	ISBN 978 - 7 - 5605 - 5580 - 5/R · 336	
定 价	23.80 元	

读者购书、书店添货、如发现印装质量问题,请与本社发行中心联系、调换。

订购热线:(029)82665248 (029)82665249

投稿热线:(029)82665546

读者信箱:xjtupress@163.com

常见疾病防与治丛书
编委会名单

主　编：谢英彪

副主编：王金勇　林傲梵　林秉汉

编　委：（以姓氏笔画为序）

冉颖卓　张金浩　张雪真

金黑鹰　姚奉文　徐　蕾

唐暮白　聂　宏

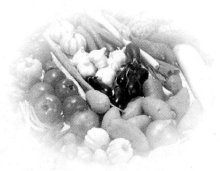

「医者当须先洞晓病原，知其所犯，以食治之；食疗不愈，然后命药。」

——唐代大医学家孙思邈

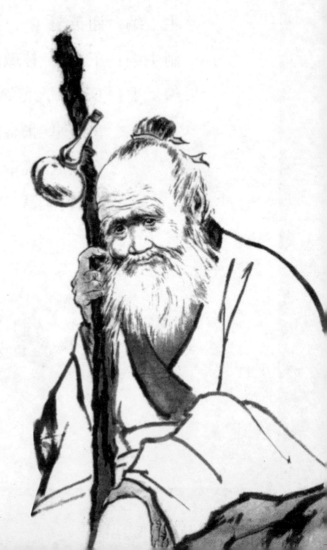

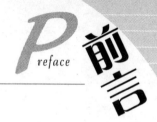

　　高脂血症是指体内脂质代谢紊乱，血液中一种或多种脂质成分异常增高，并引发一系列临床病理变化的病症。通常分为高胆固醇血症、高三酰甘油血症、混合型高脂血症、低高密度脂蛋白血症四类。

　　随着生活水平的提高，人们的饮食结构发生很大变化，导致日常生活中大量食用含有高脂蛋白、高糖和高盐的食品，致使高脂血症、高血压和糖尿病的发生率大大升高。高脂血症是促成动脉粥样硬化的重要致病因素，也可以是糖尿病、肾脏疾病、甲状腺功能减低的表现。作为心脑血管疾病的独立危险因素，高脂血症导致心肌梗死的发生率为9%。冠心病和脑卒中的共同病理基础都是动脉粥样硬化，而其中最重要的危险因素是高脂血症。我国现有的近1亿高脂血症患者中，约75%无明显临床症状，具有一定的隐蔽性，但随时都有发病的可能。

　　高脂血症没有任何症状，常不被人们所重视，而它所带来的危害，如引发动脉粥样硬化、冠心病、心肌梗死、脑卒中等，都时刻威胁着人们的健康，所以要重视高脂血症的预防，其关键是选择健康生活方式，即合理膳食，适量运动，戒烟限酒，心理平衡。

　　对病情严重、血脂过高、饮食控制不理想的患者要采用药物调脂，使低密度脂蛋白-胆固醇降低至<3.4毫

摩尔/升。目前，多数调脂药物需要维持一定剂量、长期服用才能起到降脂效果，并同时带来许多明显的副作用。因此，要在医生指导下选择合适的药物，对于严重的高脂血症患者应考虑联合用药，同时积极治疗原发病，在服药同时坚持饮食疗法和运动疗法。患者应注意药物的副作用，对异常指标追踪观察，直到恢复正常。高脂血症是一种慢性疾病，因此，调脂药物原则上应当长期维持治疗。

我们组织了长期在临床第一线的有关医学专家和医学科普作家共同编写了这本《高脂血症防与治》，其目的正是希望人们从生活的方方面面关注高脂血症，摒弃不健康的生活方式，改变不卫生的生活陋习，打造良好的生活环境，培育健康的生命，以提高生命的质量。本书从对高脂血症的认识谈起，主要介绍了高脂血症患者的科学养生、饮食防治、合理运动、心理调适以及中西医防治等方面的内容，是一本适合大众阅读的健康教育读物。

本书内容通俗易懂，文字轻松活泼，使知识性、趣味性、科学性和可读性较好地结合，以满足不同文化层次、不同职业、不同年龄读者的需求，也可供基层临床医护人员参考。

愿《高脂血症防与治》成为您和您的家人防治高脂血症的良师益友。

C 目 录
Ontents

1. 认识高脂血症

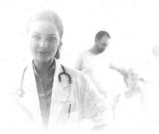

2. 科学养生防治高脂血症

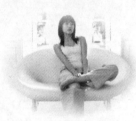

3. 饮食防治高脂血症

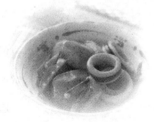

4. 合理运动防治高脂血症

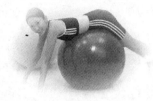

5. 心理调适防治高脂血症

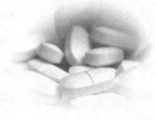

6. 西医防治高脂血症

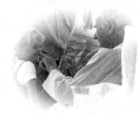

7. 中医防治高脂血症

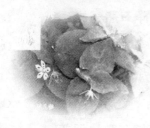

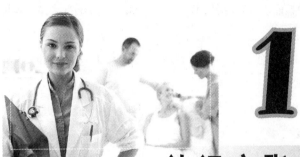

认识高脂血症

什么是高脂血症

高脂血症又称血脂异常，可分为原发性血脂异常和继发性血脂异常两大类。

高脂血症是指体内脂质代谢紊乱，血液中一种或多种脂质成分异常增高，并引发一系列临床病理变化的病症。人们已经知道，人体血浆中所含的脂质称为血脂，主要由胆固醇、胆固醇酯、三酰甘油、磷脂以及游离脂肪酸等组成。凡血清总胆固醇测定超过 5.72 毫摩尔/升 (>220 毫克%，即每 100 毫升血浆含量超过 220 毫克)，三酰甘油增高，超过 1.70 毫摩尔/升 (>150 毫克%，即 100 毫升血浆含量超过 150 毫克)，可称为高脂血症。如胆固醇单项增高，超过正常值范围，称为高胆固醇血症。

高脂血症与动脉粥样硬化、心脑血管病、糖尿病、脂肪肝、肾脏病等的发病有着密切关系，是形成冠心病的主要危险因素之一。近年来，随着人们物质生活水平的提高，饮食结构的改变，本病的发病率有明显增高的趋势。

临床医师把高脂血症分成四类：

高胆固醇血症 占高脂血症患者的 40%，其血清总胆固醇含量增高，而三酰甘油含量正常；

高三酰甘油血症 占高脂血症患者的 20%，其血清三酰甘油含量增高，而总胆固醇含量正常；

混合型高脂血症 占高脂血症患者的 40%，同时有血清总胆固醇和三酰甘油含量增高的现象；

低高密度脂蛋白血症 血清高密度脂蛋白-胆固醇水平降低，这类高脂血症可以单独存在，也可以伴高胆固醇血症，或伴高三酰甘油血症而存在。

值得一提的是，1985 年度的诺贝尔生理学或医学奖授予了两位美国中年科学家——迈克尔·布朗和约瑟夫·戈尔斯坦，以表彰他们在胆固醇代谢和动脉粥样硬化研究中所作出的巨大贡献。他们在实验研究中发现了脂蛋白代谢的新途径，为人类征服高脂血症、乃至最后征服动脉粥样硬化开拓了新的前景。当今，动脉粥样硬化所造成的各种疾病（包括冠心病、中风等心脑血管病症）是人类死亡的首要原因。

小 贴 士

随着医学实验技术发展，出现了既与高脂血症紧密联系，又被与之视为一体的临床医学概念"高脂蛋白血症"。高脂蛋白血症是指血液中的一种或几种脂蛋白升高。现代医学研究表明，所有脂蛋白都含有脂质，因此只要脂蛋白过量（高脂蛋白血症），就会引起血脂水平升高（高脂血症）。由此可见，虽然高脂血症与高脂蛋白血症看上去是两个不同的概念，但是由于血脂在血液中是以脂蛋白的形式进行运转的，因此高脂血症实际上也可以被认为是高脂蛋白血症，它们只是两种不同的提法。

什么是继发性高脂血症

继发性高脂血症是指由于其他疾病引起代谢紊乱而导致的血脂增高。常见的有以下一些。

糖尿病 有胰岛素依赖的糖尿病患者，虽经胰岛素治疗，血浆极低密度脂蛋白仍常见增高，这类患者的血糖很难被控制到令人满意的水平。糖尿病控制不理想时，极低密度脂蛋白及乳糜微粒均可见增高。虽然高脂血症患者常有酮症酸中毒，但无酮症酸中毒者仍可能有高脂血症。因为脂蛋白脂酶是由胰岛素诱导生成的，所以严重缺乏胰岛素的患者，血浆脂蛋白脂酶活性明显降低，从而导致严重高脂血症。

尿毒症 尿毒症患者的极低密度脂蛋白水平会有轻度增高，其主要原因是胰岛素抵抗使极低密度脂蛋白分解减慢。许多糖尿病肾病患者的高脂血症是混合型的。肾移植术后用糖皮质激素治疗者，也可有混合型高脂血症。

库欣综合征 库欣综合征患者体内有胰岛素抵抗，且低密度脂蛋白及极低密度脂蛋白均增高，主要是因为极低密度脂蛋白生成过多，部分分解生成低密度脂蛋白。若并发类固醇糖尿病，则脂蛋白脂肪酶活力将降低，血浆极低密度脂蛋白水平增加更明显。高脂血症也更严重。

酗酒 大量饮酒并不都会引起明显的血清三酰甘油水平增高，但大多数长期饮酒者都有高脂血症。而有原发性或继发性高脂血症者，饮酒可使高脂血症明显加重。

肝糖原累积病 肝糖原累积病Ⅰ型患者，胰岛素的分泌减少，脂肪动员增加，肝脏摄取的游离脂肪酸增多，极低密度脂蛋白的生成与分泌也会增多。低胰岛素水平使脂蛋白脂肪酶活力减弱，三酰甘油清除率降低。患者先有脂肪肝，然后逐渐转变为肝硬变。少量多餐的进食可使血糖水平维持在正常状态，从而使高脂血症减轻，夜间进餐对维持正常血糖水平很有帮助。

垂体功能减退 垂体功能降低引起的高脂血症与甲状腺功能降低有一定的关系，但用甲状腺激素补充治疗以后，高三酰甘油血症仍然存在。单纯的生长激素缺乏所引起的侏儒症，有高低密度脂蛋白及高极低密度脂蛋白血症。主要原因可能是胰岛素水平降低，另外，生长激素减少，可使游离脂肪酸的氧化及生酮作用减慢，有利于三酰甘油的生成。肢端肥大症患者多有轻度的高三酰甘油血症，可能与胰岛素抵抗有关。

甲状腺功能减退 几乎所有甲状腺功能低下患者的低密度脂蛋白水平均增高，只有少数患者有高三酰甘油血症。此外，胆固醇转变为胆酸的速度减慢，也是引起低密度脂蛋白水平增高的原因之一。甲状腺功能低下患者的高脂血症大多比较轻，但偶可见血清三酰甘油高达33mmol/L 者。引起高脂血症的原因不明。

✦ 为何防治高脂血症意义重大

近年来，高脂血症、高血压和糖尿病的发生率大大升高。高脂血症既是促成动脉粥样硬化的重要致病因素，也是糖尿病、肾脏疾病、甲状腺功能减低的表现。作为心脑血管疾病的独立危险因素，高脂血症所导致的心肌梗死发生率约为 9%。

冠心病和脑卒中的共同病理基础都是动脉粥样硬化，而其中最重要的危险因素是高脂血症，这些心脑血管疾病已成为发达国家占第一位的死亡原因。美国的医学专家们对全美 12 个医疗中心进行了为期10 年的研究后指出，人类如减少胆固醇摄入量，心脏病猝死的发生率就会大大减少。据世界卫生组织统计，全世界每年大约有 1500 万人死于心脑血管疾病。心脑血管疾病的死亡率已占各种疾病死亡率的50%，而如果能够进行早期的诊断、治疗，每年至少可减少600万人的死亡。在我国现有近1亿的高脂血症患者中，75%的患者无明显临床症状，具有一定的隐蔽性，但患者随时都有发病的可能。现代研究表明，血清胆固醇每降低1%，冠心病发病的危险性即可降低2%。由此可见，防治高脂血症的意义何等重大。

 ## 哪些人易患高脂血症

流行病学资料显示，下述人易患高脂血症：

- 有高血脂家族史的患者；
- 肥胖者；
- 中老年人；
- 35岁以上长期大鱼大肉、高脂、高糖饮食者；
- 绝经后妇女；
- 长期吸烟、酗酒者；
- 不爱运动者；
- 患有糖尿病、高血压病、脂肪肝病者；
- 生活无规律、情绪易激动、精神长期处于紧张状态者。

 ## 高脂血症对患者有哪些危害

高脂血症可引起血管内皮细胞损伤和灶状脱落，导致血管壁通透性升高，血浆脂蛋白得以进入并沉积于血管壁内膜，其后引起巨噬细胞的清除反应和血管平滑肌细胞增生并形成斑块，而导致动脉硬化、管腔狭窄。

若肾血管阻塞则相应区域梗死，梗死灶机化后形成瘢痕、如此便会导致肾小球硬化。

在肾外则可加速冠状动脉硬化的发生，导致冠心病并增加患者发生心肌梗死的危险性。同样，其他部位的动脉硬化也可导致较严重的后果，如脑动脉硬化、脑梗死等。

此外，高脂血症也是促进高血压、糖耐量异常、糖尿病的一个重要危险因素。高脂血症还可导致脂肪肝、胆石症、胰腺炎、眼底出血、失明、周围血管疾病、跛行、高尿酸血症。

小 贴 士

高脂血症患者初期多数没有临床症状，这也是很多人不重视早期诊断和早期治疗的重要原因。该病对身体的损害是隐匿、进行性和全身性的。它的直接损害是加速全身动脉粥样硬化，因为全身的重要器官都要依靠动脉供血、供氧，一旦动脉被粥样斑块堵塞，就会导致严重后果。研究表明，高脂血症是引起脑卒中、冠心病、心肌梗死、心脏猝死独立而重要的危险因素。

✦ 高脂血症患者为什么会耳聋

引起老年人耳聋的原因很多，高脂血症便是其中之一。

为什么高脂血症老人容易发生听力减退呢？这是因为高脂血症时可引起内耳脂质沉积，过氧化脂质增加，直接导致内耳细胞损伤，血管萎缩，从而引起老年性耳聋。此外，高脂血症者血液黏滞度增加，血小板聚集性增加，易发生动脉粥样硬化，内耳动脉没有侧支循环，血流缓慢、供血不足，都可引起内耳微循环灌流障碍，进而影响内耳听力。

所以对于有高脂血症的老年人应积极治疗高脂血症，少吃高脂肪、高胆固醇食品，这不仅有助于防止动脉粥样硬化，而且对防止老年性耳聋也很有益。核桃、松子、榛子等植物脂肪含多不饱和脂肪酸，可以降低血胆固醇，经常食用有助于防止老年性耳聋，特别是伴有高脂血症者。鱼油，特别是某些海洋生物的脂肪也富含多不饱和脂肪酸，不仅可降低血胆固醇，而且可调整前列腺素与血栓素 A_2 的平衡，从而可抗血小板聚集。

小 贴 士

　　当老年人出现听力减退时，别忘了化验血脂。对由高脂血症引起的耳聋，在合理治疗后，如血脂控制得好，可有效地延缓听力减退。

◆ 为什么不能把高血脂等同于冠心病

　　在临床上，患者化验血清总胆固醇、三酰甘油、高密度脂蛋白胆固醇及低密度脂蛋白胆固醇异常时，往往被轻率地扣上"冠心病"的帽子。这是误把高血脂当作冠心病等动脉粥样硬化性疾病的诊断标准。有关专家强调，血清总胆固醇既不特异也不灵敏，其他高脂血症同样只是诱发冠心病的危险因素而非诊断指标。

　　冠心病等动脉粥样硬化性疾病是一种多因素疾病，高血脂只是其主要诱发因素之一。尽管高血脂者发生冠心病的机会较多，但我国多数冠心病患者血清总胆固醇接近平均水平，而且其他疾病也可能引起胆固醇升高。事实上，在冠心病诊断标准中也未将其列入，而其他血脂指标同样是用作罹患冠心病风险程度的评估，而不是诊断指标。

　　有些医生和患者习惯于把生化检验项目（如血脂）的检测等当作诊断指标看待，这就导致了两个误区：一是在评价一项新的血脂指标时，由于其平均值在冠心病与对照组之间有统计学上的差异，就轻率地认为这项指标可以用作冠心病诊断；二是有些群众受到不科学宣传的误导，过分计较血脂的变动，错误地把高血脂与冠心病发病等同起来。因此，有必要纠正这种认识上的偏差，避免把危险因素当作诊断指标，从而使血脂检验分析得到合理应用，恰如其分地评价其应用价值。

各型高脂血症有何临床表现

Ⅰ型高脂蛋白血症　也称高乳糜微粒血症，是一种极其罕见的疾病，属于遗传性疾病。

Ⅱ型高脂蛋白血症　又称高 β-脂蛋白血症或家族性高胆固醇血症，是显性遗传性疾病，本型比较多见。其主要临床表现是：①黄色瘤，可发生于眼睑部，表现为眼周围的一种黄色斑，称为眼睑黄色瘤。也可发生于肌健，例如在手肘、跟肌腱处呈丘状隆起，称为肌腱黄色瘤；此外，还可见皮下结节状黄色瘤，好发于皮肤易受压迫处，如膝、肘关节的伸侧和臀部，有时也见于手脂和手掌的褶皱处。②早发动脉粥样硬化，约 60% 以上的病例中 40 岁以前即有心绞痛等动脉粥样硬化的表现，甚至有报告在幼儿时期即已发生心肌梗死者。③脂性角膜弓，常在 40 岁以前，眼角膜上即可出现典型的老年环，形如鸽子的眼睛。

本型在临床上除家族性者外，更多的还是由于其他原因，包括饮食不当所引起。因此，相当多的患者临床表现并不典型，对治疗反应也比较理想。

Ⅲ型高脂蛋白血症　又称"宽 β"型高脂蛋白血症，常为家族性，是隐性遗传性疾病。患者常在 30~40 岁时出现扁平黄色瘤（为橙黄色的脂质沉着），常发生于手掌部的结节性疹状黄色瘤和肌腱黄色瘤。早发动脉粥样硬化和周围血管病变，常伴肥胖和血尿酸增高，约 40%

患者可有异常的糖耐量变化。

Ⅳ型高脂蛋白血症 又称高前β-脂蛋白血症。在临床上非常多见，常于20岁以后发病，可为家族性，呈显性遗传，但更多的还是属于后天所引起的。本型的特点是内源性三酰甘油含量增高。典型的临床表现为肌腱黄色瘤、皮下结节状黄色瘤、皮疹样黄色瘤及眼睑黄色瘤；进展迅速的动脉粥样硬化；可伴胰腺炎、血尿酸增高，多数患者伴糖耐量异常。

Ⅴ型高脂蛋白血症 系Ⅰ型和Ⅳ型的混合型，即高乳糜微粒和高前β-脂蛋白血症，可同时兼有两型的特征。最常继发于急性代谢紊乱，如糖尿病酮症酸中毒、胰腺炎和肾病综合征等，但也可为遗传性。患者常于20岁以后发病，以肝脾肿大、腹痛伴胰腺炎发作为主要临床表现。患者对饮食和内源性三酰甘油耐受不良，且常具有异常的糖耐量变化和高尿酸血症。

小贴士

眼睑黄色瘤多见于老年妇女，好发于上下睑内眦部的皮肤上，双侧对称呈蝶样分布，色黄，微隆起，与正常皮肤之间有鲜明分界。黄色瘤实际上不是真正肿瘤，而是类脂样物质在皮肤组织中的沉积，可能与高血脂症有关，但多数情况下找不到确切的原因。为了美观可做手术切除，但有可能复发。

 什么是动脉粥样硬化

动脉粥样硬化是动脉硬化中常见且最重要的类型，与脂质代谢紊乱有密切关系。多见于大、中动脉，以动脉内膜上有脂质沉着，形成粥糜状病灶及纤维增生，使血管壁变硬为特征。其特点是受累动脉的内膜先后有多种病变合并存在，包括局部有脂质和复合糖类积聚，出血和血栓形成，纤维组织增生和钙质沉着，并有动脉中层的逐渐退化和钙化。

动脉粥样硬化的病理变化主要累及体循环系统的大型弹力型动脉（如主动脉）和中型肌弹力型动脉（以冠状动脉和脑动脉罹患最多，肢体各动脉、肾动脉和肠系膜动脉次之，脾动脉也可受累），而肺循环动脉极少受累。病变分布多以数个组织和器官的动脉同时受累。最早出现病变的部位多在主动脉后壁及肋间动脉开口等血管分支处。正常动脉壁由内膜、中膜和外膜三层构成，动脉粥样硬化时，可以在动脉壁内膜出现脂质条纹病变、纤维斑块病变和复合病变三种类型的病理改变。而复合病变是由纤维斑块发生出血、坏死、溃疡、钙化和附壁血栓所形成。本病多见于老年和中年人，其重要性在于心、脑的动脉粥样硬化常导致心、脑的缺血性病变，如我们常说的冠状动脉粥样硬化性心脏病（简称冠心病）、椎基动脉供血不足、脑血栓形成等，这些病症可产生严重的后果，是导致老年人猝死的重要原因。

小贴士

现代细胞和分子生物学技术显示动脉粥样硬化病变都具有平滑肌细胞增生，大量胶原纤维和蛋白多糖等结缔组织基质形成，以及细胞内外脂质集聚的特点。在动脉内膜积聚的脂质外观呈黄色粥样，因此称为动脉粥样硬化，习惯上常将说明其特点的"粥样"两字删掉是不科学的。

✦ 动脉粥样硬化与脂质代谢有何关系

大量的研究资料表明，动脉粥样硬化的发生与脂代谢紊乱密切相关：
● 流行病学调查发现，多数患动脉粥样硬化症的患者血脂水平比正常人高；

● 伴有血脂水平增高疾病的患者（如糖尿病、甲状腺功能减退症、肾病综合征等）与相同年龄的人相比，其动脉粥样硬化发生较早且病情严重；

● 用大量胆固醇喂食动物，发现形成的动脉粥样硬化斑块中的胆固醇几乎全部来自血浆，其病变与人动脉粥样硬化相似；

● 大量的流行病学调查表明，多食动物性脂肪的地区，冠心病死亡率也高。

国外进行过一项相关研究，有四千余名既往患有心绞痛或有心肌梗死病史且血清胆固醇水平在 5.5~8.0mmol/L 的患者参加，经过降胆固醇的饮食治疗后被随机分成两组（安慰剂组和辛伐他丁治疗组），在平均 5.4 年的随访里发现辛伐他丁治疗组血胆固醇水平降低 25%，冠状动脉死亡的危险性下降 42%。另一项研究也表明，用烟酸治疗高三酰甘油血症患者 3 年后，血管造影所见的冠状动脉粥样硬化进展延缓的现象，仅见于三酰甘油显著降低的高三酰甘油血症治疗组。这两个研究证实，动脉粥样硬化的发生和发展与脂质代谢紊乱有着密切的关系。

血清三酰甘油与动脉粥样硬化有何关系

高水平的血清三酰甘油在冠心病发生及发展中的作用一直是个有较大争议的问题。研究结果表明，三酰甘油与冠心病之间的联系不如胆固醇与冠心病之间那样肯定。但是，三酰甘油与冠心病之间存在联系的观点已被接受。越来越多的资料提示，血中三酰甘油、低密度脂蛋白-胆固醇水平升高及高密度脂蛋白-胆固醇水平下降，对冠心病有较强的协同作用，不同水平的高密度脂蛋白-胆固醇和低密度脂蛋白-胆固醇诱发冠心病的概率，取决于三酰甘油含量的高低。另外，一些基础研究亦证实，血中三酰甘油升高时，血浆中颗粒小而致密的富含三酰甘油的低密度脂蛋白-胆固醇水平就会升高，同时伴有高密度脂蛋白-胆固醇水平降低，从而加速动脉粥样硬化病变的形成与发展。国内外一些研究证实，冠心病患者血中三酰甘油水平上升，纤溶活性降低。三酰甘油还可促进血小板聚集，在与凝血及纤溶活性密切相关的不稳定性心绞痛及急性心肌梗死的发病与发展、冠状动脉旁路移植术后移植血管的再堵塞等过程中，三酰甘油可能起着相当重要的作用。因此，高三酰甘油血症患者发生冠心病的危险性较大，甚至有些医生认为三酰甘油水平升高是冠心病的一个主要危险因素。

目前，对高三酰甘油血症的研究，是一个热门课题；对高三酰甘油血症的治疗，在冠心病的一级及二级预防中也是不容忽视的重要内容。

✦ 血清总胆固醇与动脉粥样硬化有何关系

大量证据表明，胆固醇与冠心病存在着联系是无可辩驳的。至今为止，尚无报道显示有某个人群具有高冠心病发病率却伴有低胆固醇水平的。如果个体移民到另一个具有高胆固醇水平的国家，他的膳食习惯与这个国家居民保持一致后，其血清胆固醇水平、患冠心病的危险性也会逐渐与这个国家的居民趋于一致。科学家已发现，主动脉和冠状动脉所产生斑块的严重程度和发生频度与血胆固醇水平相关性很强。

具有遗传性家族性高胆固醇血症的患者中，因患者有基因缺陷，限制了其细胞低密度脂蛋白受体的生成，也由于低密度脂蛋白受体缺乏，中间密度脂蛋白和低密度脂蛋白在血浆中的清除受到限制，导致高胆固醇水平。这些患者冠心病发病率高，如果未经治疗，常在较年轻时死于突发性心脏病。美国科学家的研究表明：胆固醇水平越高，冠心病的发病率也越高。如结果以百分比来表示，研究预测胆固醇水平每上升 1%，冠心病发病率就会上升 2% 之多。

可喜的是，1984 年发表的冠心病早期预防试验（CPPT）证明，通过使用降胆固醇药物，患者血胆固醇每下降 1%，患冠心病的危险性就会减少 2%。如一项多中心随机双盲安慰剂对照冠心病一级预防试验，对 3806 例无症状中年男性 E 型高脂蛋白血症患者，让其服考来烯胺或安慰剂，随诊 7~10 年（平均 7.4 年），结果证实，血浆胆固醇水平平均降低 8%，冠心病发病减少 19%。

脑卒中与高脂血症有何关系

随着年龄的增大，人体的血管会像水管结水垢一样逐渐堵塞。当血管被堵塞 50% 时，人们还不会有所感觉，当堵塞 70% 时则可能引发脑卒中。当颈动脉和脑内的动脉发生动脉粥样硬化时，也可引起管腔狭窄、管壁弹力减弱，脑组织长期供血不足时可发生脑萎缩或局部软化，而脑动脉发生血栓或破裂可引起它所供血的脑组织血循环受阻造成脑组织损伤。

亚洲人发生脑卒中和冠心病的危险是与血清总胆固醇水平的升高和舒张压的升高相关联的。舒张压每升高 3.33 千帕，发生脑卒中的危险相应地增加 16 倍。舒张压与脑卒中之间的关联，既见于出血性脑卒中，也见于缺血性脑卒中。舒张压每升高 0.67 千帕，发生冠心病的危险增加 30%，相比之下，发生脑卒中的危险增加 44%。血清总胆固醇水平的升高与脑卒中的发生几率相关联。但是，这种联系只见于血清总胆固醇和缺血性脑卒中之间，而总胆固醇水平与出血性脑卒中之间没有任何相互关系。

高脂血症患者的血液黏稠度比正常人要高，因此容易形成血栓，导致脑卒中的发生。高脂血症是动脉硬化及脑卒中发生的主要危险因素，应引起人们的重视。

高密度脂蛋白下降是脑梗死的易发因素。因此，既不能片面限制高脂肪的摄入，也不能过食肥甘厚味，要科学合理地安排饮食。

小贴士

> 其他可引起血液成分及黏稠度改变的疾病，也可导致脑卒中。如一些气管的慢性感染引起的低氧血症，可引起血液流变学改变，从而引起脑卒中。颈椎病可因增生的骨刺压迫供应脑部血流的血管，造成脑缺血发作。

✦ 肥胖症与高脂血症有何关系

肥胖症患者的机体组织对游离脂肪酸的动员和利用减少，血中的游离脂肪酸积聚，血脂容量增高。肥胖症患者空腹及餐后血浆胰岛素浓度常增高，约比正常人高 1 倍，而胰岛素有促进脂肪合成、抑制脂肪分解的作用，故肥胖者常出现高脂血症，血中三酰甘油水平显著升高。如肥胖者进食过多的碳水化合物，则血浆三酰甘油水平增高更为明显。

此外，肥胖者餐后血浆乳糜微粒澄清时间延长，血中胆固醇也可升高。三酰甘油和胆固醇升高水平与肥胖程度成正比，形成的高脂血症易诱发动脉粥样硬化、冠心病、胆石症和痛风等疾病。

✦ 高血压病与高脂血症有何关系

高血压病的发生和发展与高脂血症密切相关。许多高血压病患者伴有脂质代谢紊乱，血中胆固醇和三酰甘油的含量较正常人显著增高，而高密度脂蛋白、胆固醇含量则较低。另一方面，许多高脂血症也常合并高血压，两者呈因果关系，但何为因何为果，目前尚不十分清楚。

高血压病和高脂血症同属冠心病的重要诱发因素，两者并存时，冠心病的发病率远较一项者高，因此，两项并存时更应积极治疗。

那么，高血压病和高脂血症并存时怎么办呢？

要加强生活和饮食管理，控制热量摄入，适当增加活动量 进食热量过多时，多余的热量就以脂肪的形式储存在体内，使血脂和血压升高，所以，应以限制脂肪为主，主食每天控制在200~250克，不吃甜食，可适当吃鱼、豆制品、禽类、蔬菜等，但每餐不可过多，不可暴食，晚餐要少吃。多吃富含钙、钾的食物，如香蕉、紫菜、海带、土豆、豆制品及菇类等，以促进体内钠盐的排泄，调整细胞内钠与钙的比值，降低血管的紧张性，维护动脉血管正常的舒缩反应，保护心脏。适度运动能加速体内脂肪、糖和蛋白质的分解，有利于冲刷血管壁上的沉积物，又可使血脂分解加速，从而防止高血压、高脂血症，延缓各脏器的衰老，所以，应坚持锻炼，但老年人应以散步、慢跑、打太极拳为主，不宜剧烈运动。

患者吃盐应适量 据报道，有学者发现高血压与盐敏感有关，部分盐敏感者有钠泵基因突变，这种突变呈显性遗传，由此揭示了世界上研究了100多年的关于吃盐多的地区高血压发病多，而有些人吃盐多却不发病的谜底，因此，对食盐敏感性高血压患者来说，减盐非常重要，而非食盐敏感性高血压患者，过度减盐则会影响糖和脂肪代谢，一般每日食盐量掌握在5克以下，对二者都不致产生明显影响。

戒烟忌酒 烟酒对高血压和高脂血症均属促进因素，患者应断然戒烟，酒以不喝为好。

在使用降压药时，要考虑对脂质代谢的影响 临床研究表明，有的降压药物对脂质代谢可产生不良影响，从而成为动脉硬化的促进剂，如利尿降压药、β-受体阻滞剂均有这种作用。血管紧张素转换酶抑制剂、钙离子拮抗剂对脂质代谢也有影响。对高血压和高脂血症并存的患者来说，最好的药物是哌唑嗪、乌拉地尔等α1受体阻滞剂，它们既可降压，又有利于脂质代谢。

积极应用降血脂药物 经降压治疗高脂血症未见好转，同时存在冠心病危险因素时，应配伍应用降血脂药物。

高黏滞血症与高脂血症有何关系

人们经常将高黏滞血症和高脂血症混同，认为两者是同一个病。它们确实都是心脑血管疾病发病的重要原因，也经常同时发病，但两者却是完全不同的病症。

高黏滞血症是以血液黏度增高为主要表现的病理综合征，血流阻力加大，血液流动减慢，尤其对小动脉和毛细血管及微循环影响明显，致使组织血液灌注量减少，产生缺血缺氧的症状。如头痛、眩晕、颈强、耳鸣、视觉紊乱、四肢麻木、肿胀，继而可能产生心、脑、肾等器官的功能障碍。高黏滞血症病程长，较难根治。血液稀释疗法仅是一种突击性的治疗措施，而且有严格的适应证，不能作为预防保健方法随意使用，更不能长期反复使用。高黏滞血症患者应采取综合防治措施，建立健康的生活方式，调整好饮食结构和膳食习惯，增加饮水量，保持良好情绪，适当参加运动，配合服用降黏药物等，才会巩固疗效。

高黏滞血症和高脂血症常同时发病，但应分别予以治疗。

甲状腺功能减退症与高脂血症有何关系

甲状腺激素既能促进肝脏合成胆固醇，又可促进胆固醇及其代谢产物从胆汁中排泄。因此，甲状腺激素可以影响血清胆固醇的产生和降解。也就是说，当甲状腺激素分泌不足时，虽胆固醇合成降低，但其排出的速度更低，故血中总胆固醇浓度增加。因此，甲状腺功能减退症患者脂质的合成、动用和降解均可降低，而以后者为主，总的结果是使血脂浓度增高，但三酰甘油显著增高的情况较少见。有的研究者认为本病患者低密度脂蛋白受体环节存在缺陷，低密度脂蛋白与甲状腺激素水平呈较明显负相关，而与促甲状腺激素水平呈正相关，故低密度脂蛋白可以作为衡量甲状腺功能的指标。继发于垂体功能低下的甲状腺功能减退，也可出现同样的血脂改变。血脂增高常出现在黏液性水肿之前。本病患者动脉粥样硬化的发病率增高可能与高脂血症有关。

为什么糖尿病患者常伴有高脂血症

糖尿病患者常伴有脂代谢紊乱。糖尿病性脂代谢紊乱，以血清三酰甘油增高最明显。非胰岛素依赖型糖尿病（NIDDM）患者由于周围组织胰岛素受体的敏感性降低和数量减少，而产生胰岛素抵抗，使血清胰岛素水平增高，但由于脂肪细胞膜上受体不敏感，对脂肪分解作用的抑制减弱，使游离脂肪酸生成量增多，最终进入肝脏转化为三酰甘油量相应增多。而且胰岛素可促进脂肪合成，导致血中极低密度脂蛋白（VLDL）及三酰甘油增多。

有研究者认为 NIDDM 患者的血浆高密度脂蛋白（HDL）水平降低，HDL 颗粒从周围组织摄取胆固醇的能力降低，导致胆固醇在这些部位的大量积聚，这可能是 NIDDM 患者动脉粥样硬化发病的重要因素。

胰岛素依赖型糖尿病（IDDM）患者胰岛素绝对缺乏，导致脂肪分解加速、加强，游离脂肪酸进入肝脏而生成三酰甘油和酮体，毛细血管壁脂蛋白脂肪酶活性减低，于是乳糜微粒及 VLDL 分解减弱而在血中浓度增高。

脂肪肝与高脂血症有何关系

在正常情况下，肝脏中的脂类物质约占肝脏湿重的 4~7%，其中三酰甘油约占一半，当肝脏中的三酰甘油异常堆积时就称之为脂肪肝。一般轻者肝内三酰甘油约占肝湿重的 10%，而重者可达 50% 以上。患脂肪肝后，大部分患者并没有症状，而只是在体检进行血脂、肝功能和 B 超检查时被发现，部分患者可有全身无力、腹胀、食欲不振、肝区闷痛不适等症状。体检时可发现肝脏有不同程度的肿大，边缘钝，表面光滑，可有轻触痛，没有蜘蛛痣、肝掌和黄疸。多数患者血脂增高，肝功能检查可有轻度的异常如谷丙转氨酶增高，但胆红素水平正常。B 超检查提示有脂肪肝的改变。

引起脂肪肝的因素有。

高脂肪高糖饮食 高脂肪食物可以使进入肝脏的脂肪和脂肪酸过多，超过肝脏的承受能力，脂肪即可沉积下来。高糖饮食的人，从肠道吸收到体内的糖分也会增多，而多余的部分即可在体内转变为脂肪。因此，如果一个人既摄入高脂肪饮食又摄入高糖饮食，就更容易发生脂肪肝了。

各种原因造成的脂肪动员加强 如糖尿病患者由于胰岛素分泌量的不足，使机体组织对糖的利用减少，脂肪动员增强，血浆非酯化脂肪酸浓度相应升高，肝脏摄取的脂肪酸也因而增多，当肝脏合成三酰甘油的速度超过了三酰甘油组合为极低密度脂蛋白及分泌入血流的速度时，便出现肝中三酰甘油的堆积，造成脂肪肝。

营养因素缺乏 必需脂肪酸是合成磷脂的成分，一般认为必需脂肪酸缺乏会使磷脂合成减少，也可造成脂肪肝。此外大量地进食胆固醇、缺乏维生素 B_6 和泛酸也会造成脂肪肝。

酗酒 乙醇可直接造成肝损伤，大量乙醇可使三羧酸循环减弱，脂肪酸氧化发生障碍，而导致肝中脂肪存积。

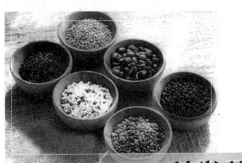

2

科学养生防治高脂血症

 高脂血症患者如何选择健康的生活方式

　　高脂血症没有任何症状，常不被人们所重视，而它所带来的危害，如引发动脉粥样硬化、冠心病、心肌梗死、脑卒中等都时刻威胁着人们的健康，所以高脂血症又被称为"无声的杀手"。应对高脂血症，最关键的还是在于预防，而预防的关键就在于保持健康的生活方式。那么，什么才是健康的生活方式？维多利亚宣言提到健康的四大基石正是高脂血症患者应选择的生活方式：合理膳食、适量运动、戒烟限酒、心理平衡。

　　合理膳食　就是指要科学合理的安排饮食。平时尽量控制高脂食品的摄入，即富含胆固醇的食品，如蛋黄、鱼籽、动物的油脂、内脏、牛油、奶油等，应多吃低脂食品，如蔬菜、水果、豆类、豆制品、粗粮。

　　适量运动　适量运动很重要，因为运动是把双刃剑。进行过多激烈的运动可能造成猝死、心梗。简而言之，运动要有恒有度有序。有恒，就是持之以恒；有序，就是循序渐进；有度，就是适度运动。长期地坚持适量运动可以预防糖尿病、高血脂、骨质疏松，所以人们常说运动是最好的保健医生。

戒烟限酒 烟酒对人体的危害是毋庸置疑的，尤其是抽烟，抽烟可以引起动脉粥样硬化、冠心病、高血压、肺癌等多种疾病。且被动吸烟与主动抽烟对身体有同样的危害。酒能不喝，尽量不喝。酗酒是损害健康的罪魁祸首，危害极大。

心理平衡 很多疾病的发生发展都与心理问题相关，高脂血症患者平日待人处世应做到心胸开阔、心境平和，不斤斤计较，不钻牛角尖，就可以有效预防心梗、脑卒中等疾病。如果动则情绪激动，心胸狭隘，脾气暴躁，那就很容易诱发心脑血管疾病。

✦ 高脂血症患者如何注意气候变化

人的血脂水平在不同季节里有着显著的变化。血清胆固醇水平以秋季最高，夏季最低，秋夏两季间差别非常显著；而血清三酰甘油水平春季最高，秋季最低，春秋两季间差别也非常显著。因此，高脂血症患者的生活起居安排必须考虑季节因素的影响。春季血清三酰甘油水平偏高，所以春季要减少动物性脂肪的摄入，同时要控制总的能量摄入。夏季可适当增加蛋黄和动物肉类食品，保证体内所需胆固醇的供应。秋季要减少蛋黄、动物内脏等高胆固醇食品的摄入，可适当增加动物和植物油的摄入，防止血浆胆固醇的增高和三酰甘油的减少。冬季则要保障热量供应。

✦ 高脂血症患者为何要注重生活质量

高脂血症患者应尽量保持正常的生活节奏。不可过度兴奋或劳累。在防治老年高脂血症时，应充分考虑到患者的年龄、性别和健康状况。对于老年人来说，应优先考虑的是对延寿是否有意义或治疗措施对其生活质量产生的可能影响。老年人如果突然改变起居习惯，可能会严重降低其生活质量或造成焦虑、强迫感，进而引起许多不良的后果。对于已有严重躯体疾病或精神障碍的患者来说，延长生命并非首要目标，医生应予以全面衡量。随着社会的进步，人们更加注重生活质量的提高。而健康是生活品质的重要组成部分，治病不如防病，人们应该更多地了解和关注防病治病的知识，采取更健康的生活方式，尽可能保持健康的身心，远离疾病。高脂血症患者更应每天坚持运动，戒烟限酒，避免精神紧张或情绪激动、失眠、过度劳累、生活无规律、焦虑、抑郁。

 ## 高脂血症患者为何要养成每天排便的好习惯

高脂血症患者应尽量做到每天排大便 1 次，这是起居疗法的一个重要方面。

中医十分重视人体正常排大便的保健价值，清代曹庭栋在《养生随笔》写道"愚谓频泄诚耗气，强忍则大肠火郁"。我国唐代药王孙思邈也说："忍大便，成气痔。"气痔为中医病名，症见肛门肿痛，大便艰难，便血脱肛等。现代医学研究结果表明：人的肠腔中存在大量细菌，人每天摄食的食糜（经咀嚼和胃肠消化后的食物）经细菌发酵分解，会产生一系列的有毒物质，如醛、酮、氨、过氧化脂质以及多量的胆固醇等物质，被人体肠道重新吸收，进入循环，不仅直接危害脏腑，而且会诱生高脂血症等。因此，专家们指出，必须重视"负营养"的排出，意在告诫人们要重视人体代谢废物对健康的危害，及时排便。并提出：①摄取荤腥油腻要适量，多食新鲜水果蔬菜及蜂蜜、核桃仁、芝麻等碱性润肠之物；②养成规律排大便习惯，对于中老年人来说，大便时最好选用坐式便池，尤其老年体弱者更应如此，尽量不使用蹲坑，且排便时不宜强努或耗时过久，以 15~20 分钟为限，即便一时不易排出也应暂缓休息，再隔半天或一天重复排便过程。这样，可以避免诱发心脑血管疾病以及消化道憩室、胃肠胀气和出血等。

高脂血症患者为何要注意减肥

肥胖是诱发冠心病的一个重要危险因素，因为肥胖和引起冠心病的其它危险因素如血清脂质、血压和葡萄糖耐量关系密切。减轻体重是肥胖的高脂血症患者饮食疗法的一个重要组成部分。减轻体重可以加强低密度脂蛋白胆固醇降低作用。减轻 2.5~5 千克体重所引起的低密度脂蛋白胆固醇降低值是只减少饱和脂肪酸和胆固醇摄入所导致的低密度脂蛋白胆固醇降低值的 2 倍。减轻体重还有降低血清三酰甘油水平、增加高密度脂蛋白胆固醇的作用。

超重和肥胖的人，其血中高密度脂蛋白胆固醇低于 0.9mmol/L 的占 37.7%，低于 1.17mmol/L 的占 15.1%。而正常体重者中，低于 0.9mmol/L 的占 15.1%，低于 1.17mmol/L 的占 22.5%，两者比较差异显著。若肥胖者在 16 周内减肥 10 千克，则 5% 的人高密度脂蛋白胆固醇增加，15.8% 的人低密度脂蛋白胆固醇降低，30.1% 的人高密度脂蛋白胆固醇与低密度脂蛋白胆固醇的比值增加。

高脂血症患者为何要戒烟

吸烟是高脂血症和冠心病的主要诱发因素之一。停止吸烟可使其发病危险程度迅速下降，戒烟 1 年，危险度可降低 50%，甚至与不吸烟者相似。吸烟也会使家庭中其他成员成为被动吸烟者，使他们的血清高密度脂蛋白胆固醇水平下降，总胆固醇水平升高。对 3096 名工人的观察显示，吸烟者的高密度脂蛋白胆固醇低于 0.9mmol/L 的人数比不吸烟者明显要高。检查者发现高密度脂蛋白胆固醇高于

1.69mmol/L 的，没有一个是吸烟者。

流行病学研究发现，吸烟者血清总胆固醇水平较不吸烟者高，其血中一氧化碳血红蛋白浓度高达 10%~20%，推测其高血清总胆固醇水平可能与血中高一氧化碳浓度有关。

吸烟与血清高密度脂蛋白胆固醇水平呈负相关。无论男、女吸烟者，其血清高密度脂蛋白胆固醇水平均比不吸烟者低 0.13~0.23。国外有人对 191 例 20~40 岁的绝经期前妇女的调查发现，吸烟者平均血清高密度脂蛋白胆固醇水平较不吸烟者低 0.18mmol/L，两组相比有显著差异，每日吸烟超过 25 支者平均血清高密度脂蛋白胆固醇水平又较每日吸烟 1~14 支者低。但吸烟者的血清高密度脂蛋白胆固醇与三酰甘油水平呈负相关。针对吸烟导致血清高密度脂蛋白胆固醇水平降低实际机制目前尚不清楚，认为可能与一氧化碳抑制肝细胞线粒体合成低密度脂蛋白胆固醇有关。

研究发现，暴露于烟雾中的低密度脂蛋白易被氧化成氧化低密度脂蛋白，提示可能是一氧化碳增加了低密度脂蛋白被氧化的敏感性。氧化低密度脂蛋白是直接导致动脉粥样硬化的主要物质。

停止吸烟的高脂血症患者中，大约有 1/3 的人体重增加。因为吸烟可增加新陈代谢率、抑制食欲，所以患者戒烟后体重常有 2.5~10 千克的增加。因此对某些患者说来，同时减轻体重和戒烟很困难，患者可能因此失去信心，放弃减轻体重的努力，或者继续吸烟以试图减轻体重。这类患者应该首先努力戒烟，在戒烟的基础上再开始制订减轻体重的计划。

小贴士

香烟中含有大量的尼古丁和一氧化碳，通过刺激交感神经释放儿茶酚胺，使血浆游离脂肪酸增加，游离脂肪酸最终被脂肪组织摄取而形成三酰甘油。儿茶酚胺又能促进脂质从脂肪组织中释放，这也导致三酰甘油水平升高。

高脂血症患者为何要戒除酗酒

少量饮酒可以改善脂代谢状态，防止动脉硬化，减少冠心病发病率。美国哈佛大学医学院的研究证明，每天饮酒量不超过 50 克，可以减少血中低密度脂蛋白含量，增加高密度脂蛋白含量，防止脂肪沉积，从而减少冠心病病死率。我国科学家研究了定量饮酒对人体脂代谢的影响，发现不论年龄大小，饮酒组高密度脂蛋白水平显著高于非饮酒组，并可降低冠心病的发病率。研究显示饮酒量以每月 550~1500 克效果最好。当每月饮酒量超过 1500 克时，冠心病病死率增加 2 倍。

大量饮酒可抑制脂蛋白脂肪酶，使肝脏合成低密度脂蛋白量增多，血中低密度脂蛋白清除减慢，三酰甘油浓度升高，加速动脉粥样硬化。而且大量酒精可以直接损害肝细胞，造成肝硬变；还可刺激胃肠黏膜引起糜烂、出血、癌变。若 1 次大量饮酒使血液中酒精浓度超过 0.4%时，即可使饮酒者昏迷不醒，并有生命危险。所以，只有适量饮酒才对身体有益，纵酒无度，必定贻害无穷。

研究表明，膳食中若经常有一部分热量来自酒精，即使食物中其他成分比例适宜，仍会影响脂质代谢。这是因为酒精除提供更多热量外，还可刺激脂肪组织释放脂肪酸，使肝脏合成三酰甘油的前体-极低密度脂蛋白胆固醇量增加，并使极低密度脂蛋白胆固醇及乳糜微粒从血中清除减慢，导致血清三酰甘油升高。若饮酒同时摄入大量脂肪，则这种现象会更加明显。所以对于酗酒所导致的高脂血症，严格限制饮酒量是首要治疗措施。

高脂血症患者如何安排睡眠

人生活在自然界中，与大自然息息相关，人的生活起居只有顺应

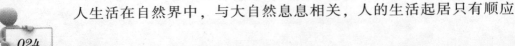

四时阴阳的变化，才能健康长寿。作为生活起居的一项重要内容——睡眠，也要顺应节气之变化。睡眠是调整人体精神气血的重要手段，也是人体借以维持正常生命活动的自然休息。因此，合理的安排睡眠，对高脂血症患者来说，就尤为重要了。

高脂血症患者的重要致病因素之一，是"生性喜静"、"贪睡少动"。有学者报道，"贪睡"是个体发胖的重要信号。若已经充足睡眠之后还有嗜睡感，或者经常哈欠不断，在排除过于疲劳等因素的情况下，或许就是肥胖悄悄袭来的疑兆。部分高脂血症患者以及肥胖症患者经检查确诊后，对"贪睡"习惯十分后怕，甚至惧怕睡觉，以至于无针对性地强制自己少睡，无端加重自身精神负担。其实，这样做既非必要，也无助于疾病的积极防治，而且还会对疾病的康复带来很多不利影响。

高脂血症患者应充分认识到：合理安排睡眠最重要的是掌握睡眠的方法。

古人有诗云："华山处士如容见，不觅仙方觅睡方"。中医学提倡"与日月共阴阳"，也就是说，睡眠可根据四季特点加以调节，春夏季宜晚卧早起，秋季宜早卧早起，冬季宜早卧晚起。我国明代著名医家张介宾说："以动静言之，则阳主乎动，阴主乎静"；"阴阳升降，气之动静也；形气消息，物之动静也；昼夜兴寝，身之动静也"，现代医学研究也证实，"生命在于运动"，动而不衰。并认为，静养存精得以延年益寿，而且从辩证观点探究，其动和静符合黄金律（俗称0.618分割律）时，才是较佳的养生之法。从"昼夜兴寝，身之动静"分析，人们白天所从事的工作、学习、劳动、体育锻炼、文娱活动，以及膳食餐饮等等都属"动"的范畴，夜间的睡眠，以及午间的卧床休息或小憩（也是一种睡眠状态）等属"静"的范畴。由此可见，以正常成年人为例，每天睡眠时间8~9小时为宜，夜间睡眠7.5~8.5小时，午间卧床休息或小憩0.5~1小时，而且要努力提高睡眠质量，克服额外多睡的不良习惯，才有助于机体的康复。

对于中老年高脂血症患者，在睡眠时间的调控上，应针对中老年人机能相对衰退的实际情况，须增加一些静养的时间，每天睡眠时间宜 10 小时左右，夜间睡眠 8.5~9.5 小时，午间卧床睡眠 0.5~1 小时，肥胖症、脂肪肝患者亦可如此。但中老年人不宜过于静养，就寝卧床睡眠时间不宜过多，超时睡眠（如每天睡眠时间超过 12 小时以上）不仅无助于疾病的康复，反而有损身体。

✦ 高脂血症患者如何用温泉治疗

温泉是由地下涌出的、水温在 34℃左右的矿泉水。温泉疗法是利用温泉水内服外用，以防治疾病的一种方法。本疗法起始于远古时期。温泉水是具有医疗价值的地下水，因为它含有一定量的无机盐，或含有某种气体，或具有较高的温度，或者兼而有之。温泉水对人体的多种疾病都能起到一定的保健治疗作用。

温泉之所以有治病保健的疗效，是因为泉水对人体有非特异性和特异性两方面的作用。非特异性是指温泉水温、水压等对人体的物理作用，比如，温热（一般在 25℃以上）的泉水，可使毛细血管扩张，促进血液循环；而水的机械浮力与静水压力作用，则可起到按摩、收敛、消肿、止痛之效能。温泉的特异性作用则是指泉水的无机盐的化学作用，大多数温泉水中都含有锗、硅、铂、锰、锌、碘、硒以及碳酸盐、硫酸盐、硫、铅、铁、氟、硼等无机盐，对防病治病均有一定效果。不同的温泉有不同的治疗作用，所以人们对温泉水一般按其所含化学成分和水温高低分类。使用温泉浴者应象平常去浴池洗澡时要注意的那样，不宜在过饱、过饿时入浴。浴疗中如果感到头昏眼花、心悸不适时应及时出浴，老年人和久病虚弱者更要预防虚脱晕倒等现象的发生。

高脂血症患者可多选用氢泉和氯化钠泉。进行氢泉浴时，水温以

34~37℃为宜。每日 1 次，每次 10~20 分钟，15~20 次为 1 疗程。为了使氢与皮肤更多地接触，可使水不断流动，要求患者用手轻微划动池水，划水活动不宜剧烈，以免氢气逸散。

小 贴 士

　　我国业已查明的温泉水 3000 余处。温泉水的机械浮力和静水压力，可对人体起到按摩、收敛、消肿、止痛的作用；它的温度可使毛细血管扩张，促进人体血液循环；而它所含的各种化学成分又在一定程度上对某些疾病有一定疗效。

高脂血症患者如何做其他沐浴治疗

　　沐浴不但可清洁身体，还可促进新陈代谢，提高内分泌腺的机能，亦可消除神经紧张和疲劳。洗澡水的温度以 40℃为宜，太热易使皮脂脱落过多，入浴的时间以 10 分钟最适合。

　　海水浴　海水中的主要成分为氯离子和钠离子，浴后温暖感很强，并能刺激皮肤，使皮肤血管扩张，增进体表血液循环，加速汗腺和皮脂腺的分泌，增加胃肠蠕动，对肥胖症等有较好疗效。海水浴能通过调节能量代谢而消耗机体热量，达到祛脂减肥的目的，适宜于体质较好者。开始时进行海水浴的时间不宜过长，以后逐渐增加，但每次不宜超过 1 小时，每日可进行 1~2 次，20~30 次为 1 疗程。

　　热水浴　水温高于 42℃，有较好的祛脂减肥作用。但是热水浴往往易致机体过热，体温上升，血压升高，排汗增多，呼吸加快而增加心血管负担，所以应严格注意禁忌证。热水浴不但可以消除疲劳，也具有良好的减肥作用。沐浴者先在 42~43℃的热水浴池中洗澡，当体温逐渐上升到 38℃左右时，便开始出汗。出汗可以把大量水分排除到体外，同时消耗大量的热量。出汗后就走出浴池，收干汗以后，再进热水浴池中去洗。一般认为，池浴浸泡要比沐浴消耗体内的能量大，祛脂减肥效果也更好。

酒浴 在热水中加入适量酒来洗澡，借助酒的活血舒筋作用，促进新陈代谢和加快血液循环，从而达到热量消耗、祛脂减肥的作用。

糠浴 用布袋装进 1 千克细米糠，用水煎后倒入 40℃浴水中，浸泡 10 分钟，并用袋子擦拭全身皮肤，不但可使皮肤光滑细嫩，还能祛脂减肥。

空气浴 空气浴可以使机体体温调节机能更加完善，不但使皮肤更具韧性和活力，而且能祛脂减肥。可根据患者具体情况进行选择。

药浴 药浴的应用在我国有着悠久的历史。药浴可以减轻疲劳、改善血液循环，促进新陈代谢、祛除污垢，使身心舒畅、精神爽快。

用活血化瘀、温经散寒的天然药物来进行蒸汽浴，室温可达到 50℃，药香浸润肌肤，10 分钟后再用温水淋浴一番，确有一定的祛脂减肥效果。①取麻黄 15 克、荷叶 10 克、车前草 15 克、荆芥 15 克、薄荷 10 克、山楂叶 10 克、茶叶 10 克、藿香 10 克、明矾 6 克、冬瓜皮 10 克、海藻 10 克、白芷 10 克，放入容器中，加水煎后，将药浴液用纱布过滤约 5000 毫升，加入浴缸中。人入浴缸中反复浸泡 30 分钟（或局部浸渍），每天 1 次。每 3 个月为 1 疗程。具有润滑皮肤、祛油脂、除臭轻身的功效，适用于高脂血症、肥胖症等患者。②取新鲜海带，制成粉片或乳剂，溶于浴缸中，具有祛脂减肥作用。

✦ 中年人如何预防高脂血症

中年人预防高脂血症应注意以下个方面：①改善膳食结构，少吃动物脂肪及内脏、甜食及淀粉类；多吃植物蛋白、油类，蔬菜水果以及鱼类；②减轻体重；③加强体育锻炼，每周至少进行 3 次有氧运动，每次 30 分钟以上；④戒烟，少量饮酒；⑤控制影响血脂的其它疾病；⑥已有高血脂症者，尤其 40 岁以上男性、绝经后女性或者合并高血压、糖尿并冠心病等危险人群，均应定期化验血脂，以期早治。

饮食治疗是高脂血症治疗的基础，无论是否采取任何药物治疗，首先必须进行饮食治疗。关于高脂血症的饮食治疗有五点建议：①减少脂肪的摄入量是控制热量的基础；②限制胆固醇的摄入量；③供给充足的蛋白质；④适当减少碳水化合物的摄入量；⑤多吃富含维生素、无机盐和纤维素的食物。

✦ 什么是高脂血症的三级预防

高脂血症的三级预防可分为人群预防和个人预防。这里主要论及个人的三级预防问题。

一级预防 ①定期进行健康体检。对于高危人群一定要定期监测血脂水平。高危人群包括：中老年男性，绝经后的妇女，有高脂血症、冠心病、脑血管病家族史的健康人，各种黄色瘤患者，以及超重或肥胖者；②上述高危人群要注意自我保健，积极学习保健知识，积极参加体育锻炼，改善饮食结构，控制热能摄入，已有肥胖的人要注意积极而科学地减肥；③积极治疗可引起高脂血症的疾病如肾病综合征、糖尿病、肝胆疾病、甲状腺功能减退等。

二级预防 ①饮食治疗。所有的高脂血症患者都应首先进行饮食治疗。大多数轻度或中度患者都可以通过饮食治疗得到很好的控制。重症高脂血症患者或经过半年饮食治疗无效者，则应联合药物治疗。②药物治疗。近年来无论西药还是中药都有不少进展。③适当锻炼。在进行饮食治疗和药物治疗的同时，我们不能忘记坚持有规律的体育锻炼。关于如何进行科学的运动锻炼。

三级预防 主要是针对冠心病、胰腺炎、脑血管病等并发症的治疗。

高脂血症能否预防

高血脂对心脑血管系统的危害性在于，它可导致血中总胆固醇及三酰甘油的增多而致其沉积于动脉内壁，造成血管粥样硬化，导致血管腔隙狭细，供应心肌的血氧量锐减，使心肌得不到足够的氧而发生剧烈绞痛，若缺氧过度则会导致大面积的心肌坏死，形成急性心肌梗死、心律紊乱不齐、心脏停搏、心源性猝死。高血脂蓄积于肝脏易形成脂肪肝，在 40 岁以上的人群中经体检发现的"脂肪肝"约超过 30%。男性大多与饮酒有关，女性大多因为过食或食用油脂超标。高血脂还可引发大肠癌、胰腺癌、糖尿病及肥胖超重等症。引起高脂血症的原因很多，但归纳起来主要有三个方面的因素：①遗传因素；②饮食因素；③内分泌或代谢因素。

饮食因素 大多数患者的高脂血症是由于饮食不当造成的。饮食因素在高脂血症发病中的作用比较复杂：碳水化合物摄入过多，可影响胰岛素分泌，加速肝脏极低密度脂蛋白的合成，容易引起高三酰甘油血症；而胆固醇和动物脂肪摄入过多，则与高胆固醇血症的形成有关。运动和体力活动可以使高脂血症患者血清 LDL 胆固醇和 VLDL 胆固醇以及三酰甘油水平明显下降，并可以有效地提高血清 HDL 胆固醇水平。因此，对于大多数由饮食因素所致的高脂血症患者来说，只要采取适当的饮食措施，并结合长期规则的体育锻炼和维持理想的体重，高脂血症是可以预防的。

内分泌和代谢因素 对于某些由内分泌或代谢因素所致的高脂血症，如甲状腺功能减退所引起的高脂血症，通过积极治疗原发疾病并配合使用降血脂药物，可以纠正脂质代谢紊乱。

遗传因素 少数由遗传因素所导致的严重高脂血症如家族性高脂血症、严重的多基因高胆固醇血症和家族性混合型高脂血症，通过各种综合治疗措施，可以使脂质代谢异常得到控制和改善，并减轻临床症状。

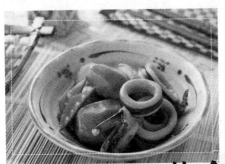

3

饮食防治高脂血症

如何通过饮食预防高脂血症

禁食辣椒，多吃趋脂性食物。肥胖和高脂蛋白血症患者，一般都饮食不节，而辣椒为调味品，它能开胃，促进消化，增加食欲，故应禁食。趋脂性食物（对脂肪沉积有溶解作用），如海鱼、海带、燕麦、粗面粉、苦荞麦、粳米、玉米等，应适量多吃一些，以调脂减肥。

适当控制脂类食物　肥胖患者和高脂蛋白血症患者，血中的脂类物质含量均较高。因此，应适当控制这类食品的摄入。饱和脂肪酸是人体内胆固醇合成的重要来源之一，而动物脂肪内饱和脂肪酸的含量较高。高胆固醇食物可直接影响人体内胆固醇的水平，应严格限制高胆固醇食物如动物的脑子、内脏、脊髓、蛋黄、鱼子、蟹黄、猪肉的摄入量。一般来讲，正常人的胆固醇每日摄入量应控制在200毫克以下，并多吃一些洋葱、香菇、海藻类食品。

限制糖类的摄取　糖摄取过多时，可转化成脂肪贮藏在体内。因此，肥胖和高脂蛋白血症患者应少吃或不吃糖类。谷物和薯类的主要成分是淀粉，淀粉在体内可以直接转化为糖，故肥胖和高脂蛋白血症患者应限制主食的摄入量。此外，还应少吃含糖较高的水果，如桃、苹果、李子、葡萄、香蕉、桂圆肉、荔枝、柑橘、提子、哈蜜瓜、西瓜、甜瓜、香瓜等。

戒酒 饮酒可增加热量，而且乙醇可以影响肝脏分解脂肪的功能，使脂肪大量积存于体内；饮酒还可增强食欲，加大饭量，对减肥调脂不利；啤酒内含大量的糖分及其他各种营养成分，如长期饮用，更易造成脂肪堆积。因此，肥胖及高脂蛋白血症患者应尽早戒酒。

✦ 高脂血症患者的饮食治疗原则是什么

饮食治疗是高脂血症治疗的基础，无论是否采取任何药物治疗，都必须首先进行饮食治疗。饮食治疗无效时或患者不能耐受时，方可用药物治疗。在服用调脂药物期间也应注意饮食控制，以增强药物的疗效。

减少脂肪的摄入量是控制热量的基础 减少动物性脂肪如猪油、肥猪肉、黄油、肥羊、肥牛、肥鸭、肥鹅等的摄入量。这类食物饱和脂肪酸过多，脂肪容易沉积在血管壁上，增加血液的黏稠度；饱和脂肪酸还能够促进胆固醇吸收和肝脏胆固醇的合成，使血清胆固醇水平升高。饱和脂肪酸长期摄入过多，可使三酰甘油水平升高，并有加速血液凝固作用，促进血栓形成。科学家发现在北极圈内格陵兰岛的爱斯基摩人中间冠心病的死亡率仅 5.3%，远远低于丹麦人的 35%。他们吃的食物中，饱和脂肪酸的含量很低，多不饱和脂肪酸很高，主要含有 20-碳-5-烯酸（EPA）和 22-碳-6-烯酸（DHA）。它们存在于海鱼的鱼油中。多不饱和脂肪酸能够使血液中的脂肪酸谱向着健康的方向发展，减少血小板的凝聚，并增加抗血凝作用和降低血液的黏稠度。因此提倡多吃海鱼，以保护心血管系统，降低血脂。烹调时应采用植物油，如豆油、玉米油、葵花籽油、茶油、芝麻油等，每日烹调用油 10~15 毫升。

限制胆固醇的摄入量　胆固醇是人体必不可少的物质，但摄入过多时危害也不少，膳食中的胆固醇每日不应超过 300 毫克，忌食含胆固醇高的食物，如动物内脏、蛋黄、鱼子、鱿鱼等食物。植物固醇存在于稻谷、小麦、玉米、菜籽等植物中，植物固醇在植物油中呈现游离状态，确有降低胆固醇作用，而大豆中豆固醇有明显降血脂的作用，因此提倡多吃豆制品。

供给充足的蛋白质　蛋白质的来源非常重要，主要应来自于牛奶、鸡蛋、瘦肉类、去皮禽类、鱼虾类及大豆、豆制品等食品。但植物蛋白质的摄入量要在 50% 以上。

适当减少碳水化合物的摄入量　不要过多吃糖和甜食，因为糖可转变为三酰甘油。每餐应吃七八分饱。应多吃粗粮，如小米、燕麦、豆类等食品，这些食品中纤维素含量高，具有降血脂的作用。

多吃富含维生素、无机盐和纤维素的食物　应多吃鲜果和蔬菜，它们含维生素 C、无机盐和纤维素较多，能够降低三酰甘油、促进胆固醇的排泄。可选用调脂食物，如酸牛奶、大蒜、绿茶、山楂、绿豆、洋葱、香菇、蘑菇、平菇、金针菇、木耳、银耳、猴头等。国外学者认为，中国菜肴中常用黑木耳、香菇等配料，是一种科学的配菜方法。每 3~4 朵的香菇中含香菇素 100 毫克，具有调脂和保健作用。山楂、花生、淡菜、萝卜、玉米、海带、豆腐、牛奶、黄豆等食物均有降低血脂的作用。要避免饮酒、酒能够抑制脂蛋白酶，可促进内源性胆固醇和三酰甘油的合成，导致血脂升高。要采用蒸、煮、炖、汆、熬的烹调方法，坚持少盐饮食，每日食盐 6 克以下。

小 贴 士

　　近年发现菇类中含有丰富的"香菇素"。学者们做过实验，当人们吃进动物性脂肪后，血液中的胆固醇都有暂时升高的现象。若同时吃些香菇，就会发现血液中的胆固醇不但没有升高，反而略有下降，并且不会影响对脂肪的消化。

高脂血症如何进行合理的饮食治疗

所谓合理的饮食包含两方面的意义：首先，所采取的饮食措施既要达到降低血脂的目的，又要使患者获得足够的营养供给，才能保证身体健康；那种以素食为主或"三不吃"（肉不吃、蛋不吃、鱼不吃）的片面做法，实不可取。其次，饮食治疗应根据高脂血症的不同类型而异，还要因人而别，不可生搬硬套，更不可道听途说。下面对不同类型高脂血症的饮食治疗，作一个原则性介绍。

高胆固醇血症 仅有血胆固醇含量增高，而三酰甘油含量正常的患者，饮食治疗的要点首先是限制摄入胆固醇，每天总摄入量少于200毫克。患者应忌吃或少吃含胆固醇高的食物，如动物的脑子、脊髓、内脏、蛋黄（每只鸡蛋蛋黄含 250~300 毫克胆固醇）、贝壳类（如蚌、螺蛳等）和软体类（如鱿鱼、墨鱼、鱼子等）。其次，患者应该适量的摄食胆固醇含量较低的食物，如瘦的猪肉、牛肉、鸭肉、鸡肉、鱼类和奶类。这些食物胆固醇含量并不高，例如，每瓶牛奶仅含30毫克，其他几种食物每 100 克中也仅含胆固醇 100 毫克左右，不必过分忌口，当然也不要吃得太多。第三，多吃蔬菜、瓜果，以增加纤维的摄入。第四，多吃些有降胆固醇作用的食物，如大豆及其制品、洋葱、大蒜、金花菜（草头）、香菇、木耳等。这些食物中，有的还同时具有抗凝血作用，对预防血栓形成和冠心病也有好处。

高三酰甘油血症 对于仅有血三酰甘油含量增高，而胆固醇含量正常的患者，其饮食治疗的要点与上面不同。关键首先在于限制进食量，降低体重，达到并维持在标准范围内的体重。标准体重可用下列公式计算：

男性：身高（厘米）-105（千克）

女性：身高（厘米）-107.5（千克）

其次是限制甜食，此类患者对糖类特别敏感，吃糖可使其三酰甘油含量迅速增高。因此，白糖、红糖、水果糖、蜜糖以及含糖的食品和药物等应尽量少吃或不吃。第三，禁酒，酒可使这类患者的三酰甘油含量增高。第四，适当增加植物蛋白质的摄入，尤其是大豆蛋白。第五，适当限制胆固醇摄入，每天低于 300 毫克，允许患者每周吃 3 个鸡蛋，其他含胆固醇食物也可适当食用，只要总摄入量不高于上述界限即可。第六，适当限制脂肪摄入，尤其是动物脂肪。

　　混合型高脂血症　此型患者血胆固醇和三酰甘油含量都增高，饮食治疗的要点是将上面两型结合起来。即适当限制胆固醇和动物脂肪的摄入，控制食量以降低体重，忌吃甜食、戒酒，适当增加植物油、豆类及其制品的摄入量，多吃蔬菜、瓜果和具有调脂作用的食物。

各型高脂蛋白血症如何进行饮食治疗

　　由于血中脂质为脂溶性，必须与蛋白质结合成水溶性复合物才能运转全身，故高脂血症实际上表现为高脂蛋白血症。高脂血症一般分为 5 型，各型各具特征，各型的饮食诱因和和饮食治疗又有其不同的特点，故饮食治疗亦应分型进行。

　　Ⅰ型高脂蛋白血症又称高乳糜微粒血症　这类患者突出特点是血中三酰甘油（TG）浓度极高，常达到 56mmol/L 以上，而胆固醇则可能是正常的。所以其饮食治疗原则是低脂肪。每天摄入的食物所含脂肪量要低于 35 克（包括烹调油在内）。脂肪的摄入量应限制到能够减轻和预防腹痛发作及消退黄色瘤等为限度。对蛋白质、胆固醇不限制，尽量减少烹调油，多选用蒸、炖、熬、烩、卤、拌等烹调方式，食物应清淡。因低脂饮食易导致铁、脂溶性维生素 A、维生素 D、维生素 E、维生素 K 等吸收不良，应注意补充。

　　Ⅱa 型高脂蛋白血症又称高 β 脂蛋白血症　此型患者临床特点为

高胆固醇（TC），有时可高达26mmol/L，因此饮食治疗原则自然以降低TC为主。限制胆固醇摄入，每天摄入量应小于300毫克（相当于90克猪肝、60克猪肾）。动物脑、蛋类含TC最高，其次为鱼子、蟹子等，再次是动物内脏，鱼肉含TC最低。另外，要减少饮食中脂肪总量，增加不饱和脂肪酸的比例，使不饱和脂肪酸/饱和脂肪酸的比值大于1.8，以减少肝脏、小肠等合成胆固醇的原料，抑制内源性胆固醇的生成。由于此型是低胆固醇、低脂饮食，可使血浆维生素A、E的水平降低，故应注意补充。

Ⅱb型及Ⅲ型高脂血症又叫做高β兼高前β脂蛋白血症 由于Ⅱb型患者β脂蛋白（即低密度脂蛋白）和前β脂蛋白（即极低密度脂蛋白）均增高，Ⅲ型患者的血浆三酰甘油可达1.65~11mmol/L。因此，其饮食治疗原则为限制碳水化合物，限制并调整脂肪、胆固醇。具体内容为：①限制总热量，控制体重至理想水平；②限制碳水化合物，特别是蔗糖、蜂蜜、甜食等的摄入，使其小于总热量的60%；③控制脂肪和胆固醇摄入，脂肪摄入量应小于总热量的20%，用植物油代替部分动物脂肪，胆固醇摄入量每日要低于300毫克；④因这种饮食可能会造成缺铁，故应多吃含铁多的食物和蔬菜，如芝麻、大豆制品、芹菜、菠菜、海带、黑木耳、茶叶等，必要时以药物补充。

Ⅳ型高脂蛋白血症是一种较常见的高脂血症 其特点为血管病发病率很高，糖耐量低，三酰甘油增高，高尿酸，有家族史。检查可发现三酰甘油增高，胆固醇正常，前β脂蛋白异常增高，而β脂蛋白不升高。无乳糜微粒。饮食治疗原则是控制碳水化合物、脂肪，适当限制胆固醇。具体做法如下：①控制体重至标准体重；②控制碳水化合物为总热量的50%~60%或小于5克/千克，不吃甜食；③胆固醇摄入量为每天300~500毫克；④多食用含不饱和脂肪酸的食物，严禁饮酒。

Ⅴ型高脂蛋白血症实际是高前β脂蛋白血症兼高乳糜微粒血症 胆固醇可增高或正常。饮食原则为限制脂肪，控制碳水化合物，适当限制胆固醇。其做法：①限制总量摄入，保持正常体重；②限制脂肪在总热量的 20% 以下；③碳水化合物摄入量占总热量的 50%~60%；④胆固醇摄入量为每日 300~500 毫克；蛋白质占总热量的 20%~24%；⑤此种饮食可能会出现缺铁，应注意补充。

 ## 高脂血症都是吃出来的吗

血脂是血浆脂质的总称。血脂包括胆固醇、三酰甘油、磷脂、游离脂肪酸等。当血浆脂质持续高幅度超过正常水平时，就称为高脂血症。其中又以胆固醇、三酰甘油最重要，一般认为，这二者之一超过正常值时，就可诊断为高脂血症。

血浆脂质的来源，饮食是一项重要途径。因为饮食不当，如进食过多富含胆固醇的食物，特别是与含饱和脂肪酸较多的脂肪同时进食时，胆固醇吸收增多，可使血浆胆固醇水平升高。进食过多的脂肪时，也有使血浆三酰甘油增多的可能。此外，吃得过多，摄入的总热量超过生理需要量时，多余的部分可转变成三酰甘油，亦可引起肥胖与高脂血症。

然而，饮食也并非是引起高脂血症的唯一原因。有些非饮食因素如遗传基因也可引起高脂血症。如果基因发生变异，最典型的是低密度脂蛋白受体变异引起家族性高胆固醇血症。具有这种遗传体质的人，即便注意了饮食，血脂仍会升高。一些疾病如未能良好控制的糖尿病、黏液性水肿、肾病综合症等，常伴血脂升高。此外，一般血脂水平可随年龄增加而有增高的趋势，中老年人的血脂含量常比青年人高。胰岛素、甲状腺素、肾上腺素、肾上腺皮质激素等水平的改变，均可引起脂质代谢异常，如女性在 50 岁以后，高脂血症的发生率显著增加。脑力劳动者，往往缺乏体育锻炼与体力活动，因而血脂水平也多比体力劳动者高。过量饮酒可使血脂明显增高，还可引起脂肪肝和肝硬化。可见预防高脂血症，应从多方面入手。

高脂血症患者为何要限制总热量

合理的膳食结构是维持脂质代谢平衡的重要措施。其一般原则是"四低一高"，即低热量、低脂肪、低胆固醇、低糖、高纤维膳食。肥胖者应逐渐降低体重，限制总热量的摄入是减肥的重要措施，以每周降低体重 0.5~1 千克为宜。60 岁以上老年人、轻体力劳动者每天总热量应以限制在 6699~8374 千焦为宜。避免暴饮、暴食，不吃过多甜食，饮食有节。

每天摄取量与消耗量应保持平衡。通常三大营养素占热能的百分比以蛋白质占 15% 左右，脂肪低于 30%，糖类高于 55% 为宜。如热能供过于求，则热能会转变为脂肪。高三酰甘油血症患者的糖类摄入量应适当减少，以占总热能的 50% 左右为宜。高胆固醇血症的患者应减少饱和脂肪酸和胆固醇的摄入量。判断一个人的热能是否平衡，最简单的方法就是看其体重变化。如果体重适中，说明热能基本处于平衡状态。如果体重减轻或消瘦则意味着每天所摄入的热量不足以抵消每天的消耗。相反，如果体重增加或肥胖，则意味着每天所摄入的热能过多。保持人体热能平衡的另一个方面就是增加热能消耗。其方法就是增加体力活动或进行体育锻炼。

人体中的脂类大部分从食物中来，所以高脂血症的人饮食应有节制，主食之中应搭配部分粗粮，副食品以鱼类、瘦肉、豆类及豆制品、各种新鲜蔬菜、水果为主。少食精制食品、甜食、奶油、巧克力等。海带、紫菜、黑木耳、金针菇、香菇、大蒜、洋葱等食物有利于降低血脂和防治动脉粥样硬化，可以常吃。饮牛奶宜去奶油，不加糖。蛋类原则上每日不超过 1 只，烹调时避免油炒、油煎。烹调宜用植物油，少吃油煎食物。少吃花生，因其中含油甚多，但可以食用核桃肉、瓜子仁、果仁等。

✦ 高脂血症患者为何要低脂、低胆固醇膳食

食用大量富含动物脂肪和胆固醇的食物是引起动脉粥样硬化的重要原因。

高脂血症患者的饮食中脂肪以占总热量20%为宜，并且以含多链不饱和脂肪酸的植物油为主，动物脂肪不应超过总脂量的1/3。若三酰甘油超过11.3mmol/L，脂肪摄入应严格限制在每日不超过30克或占总热量的15%以下。胆固醇摄入量每日控制在200~300毫克以下为宜。胆固醇过高者应少食蛋黄、肉类（特别是肥肉）、动物内脏、鸡皮、鸭皮、虾皮、鱼子、脑等含胆固醇量高的食物。三酰甘油过高者要忌糖、忌甜食，并应限制总食量。饮食治疗应持之以恒，降脂药物应在医师指导下服用。

限制胆固醇摄入时要做到每天摄入量小于300毫克。总的说来，动物脑、蛋类含胆固醇最高，其次为鱼子等，再次是动物内脏；鱼肉含胆固醇最低。300毫克胆固醇大约相当于90克猪肝、60克猪肾中胆固醇的含量。

长期食入高饱和脂肪酸、高胆固醇会直接引起血脂增高，应尽量减少其摄入量。对于已患有冠心病的高脂血症患者，其总胆固醇及低密度脂蛋白胆固醇目标值分别为小于4.68mmol/L及小于2.60mmol/L；而对于冠心病并伴随其它危险因素的患者，其总胆固醇及低密度脂蛋白胆固醇目标值分别为小于5.20mmol/L及小于3.12mmol/L。减少饮食

中脂肪总量，增加不饱和脂肪酸的比例，使不饱和脂肪酸/饱和脂肪酸的比值大于 1.8，可减少肝脏、小肠等合成胆固醇的原料。动物性食物中特别提倡多吃鱼和某些贝类，鱼油中含有大量 ω-3 脂肪酸；它是一种多不饱和脂肪酸，能独特的抑制极低密度脂蛋白胆固醇的合成，食入量足够时还可使升高的三酰甘油水平降低。

在另一方面，必须注意胆固醇并不是越低越好。首先，胆固醇是人体组织结构、生命活动及新陈代谢中必不可少的物质。它参与细胞与细胞膜的构成，对生物膜的透性、神经髓鞘的绝缘性及保护细胞免受一些毒素的侵害起着不可低估的效用。其次，人体的免疫系统只有在胆固醇的协作下，才能完成其防御感染、自我稳定和免疫监视三大功能。第三，胆固醇是类固醇激素的基本原料，这些激素与人的生理反应、水和电解质代谢、生殖繁衍关系密切，若其原料匮乏，势必影响人体的健康发育。体内血胆固醇水平过低的人，患结肠癌的机会是胆固醇水平较高的人的 3 倍。胆固醇过低还会造成机体功能紊乱，免疫功能下降，精神状态不稳，血管壁变脆，脑溢血的危险性增加等。营养学家认为，胆固醇每日摄入量以控制在 300 毫克以下为宜。

◆ 高脂血症患者为何要多吃富含膳食纤维的食物

膳食纤维是指食用植物中不能被消化液所分解、吸收的物质，它是植物的细胞壁成分，在化学结构上属多糖类。膳食纤维分为可溶性膳食纤维和不可溶性膳食纤维两大类。可溶性膳食纤维包括果胶、豆胶、藻胶及树胶等。不可溶性膳食纤维包括纤维素、半纤维素和木质素等。来源于谷类和豆类种子的表皮以及植物的茎叶，如米糠、麸皮和玉米皮中。含纤维素最多的是玉米皮，含量达 90%，其次为豆类皮，达 80%，小麦麸皮也含有 44%。小白菜、芹菜、花菜、胡萝卜、南瓜等食物中也都含有较多的纤维素。

许多膳食纤维具有很强的吸水能力，由于它们在胃肠道中消化不完全，加上吸收水分后体积膨胀，可以使粪便增加，粪质变软，并促进胃肠蠕动，有利于肠内容物的排空，可防治便秘和直肠癌。某些可溶性膳食纤维吸收后还能形成一种凝胶过滤系统，可延缓某些营养物质的消化和吸收过程。其次，膳食纤维具有很强的结合能力，可降低血清胆固醇水平。

可溶性膳食纤维，包括果胶、某些树胶和天然食物中的木质素，都有很好的降低血胆固醇作用。除此之外，膳食纤维对糖尿病患者有降低餐后血糖和改善糖耐量的作用，并可减少胰岛素和口服降糖药的用量，所以纤维素饮食在糖尿病的治疗中起了很好的作用。因此，增加膳食纤维摄入量对预防高脂血症、糖尿病和冠心病都是非常有益的。

膳食纤维可与体内的胆汁酸结合，从而增加大便中胆盐的排出，因为胆汁酸是合成胆固醇的前身物质，故可以使血清胆固醇水平下降。高脂血症患者应充分重视和关注膳食纤维的降脂作用，经常补充饮食中的膳食纤维摄入量，尤其是在高脂血症治疗观察期间，每日都要有必需量的膳食纤维摄入。

膳食纤维含量丰富的食物主要是粗杂粮、米糠、麦麸、干豆类、海带、蔬菜、水果等，每日摄入纤维量以 35~45 克为宜。若每日食用含纤维丰富的燕麦麸 50 克即可起到良好的降脂作用。

高脂血症患者可以多吃哪些富含维生素和无机盐的食物

高脂血症患者可长期进食的降脂食物有茶叶、黄豆、牛奶、绿豆、花生、生姜、蘑菇、香菇、草菇、平菇、黑木耳、麦麸、辣椒、大蒜、洋葱、芹菜、番茄、大白菜、菠菜、荠菜、马齿苋、苜蓿、胡萝卜、萝卜、金针菇、海带、淡菜、山楂、红枣、柿、荔枝、梅、柚、橙、柠檬、橄榄、苹果、核桃仁、向日葵子、玉米、植物油、海鱼、虾类、紫菜、螺旋藻、天然花粉等品种。灵芝、绞股蓝、决明子、银杏叶、酸枣仁、杏仁、女贞子、菊花、何首乌、人参、三七、黄精、冬虫夏草、葛根、泽泻、红花、虎杖、荷叶、大黄、蒲黄、姜黄、丹参、沙苑子等药食兼用之品制成的药膳、药茶、饮料以及食疗经验方等也可长期食用。

饮食预防高脂血症为何要从儿童时期开始

高脂血症是导致成年人动脉硬化、冠心病的主要原因之一，人们往往认为这是成年人和老年人的常见病。其实不然，据有关的调查资料显示，高脂血症已越来越"年轻化"，儿童高脂血症的发生率也有逐年增高的趋势。因此，预防高脂血症应从儿童做起。正常儿童1~2岁时血胆固醇小于 5.12 mmol/L，三酰甘油小于 1.58 mmol/L；2~20 岁血胆固醇小于 5.82 mmol/L，三酰甘油小于 1.58mmol/L。当血浆胆固醇或三酰甘油含量高于正常时，分别称为血胆固醇或三酰甘油过高症。儿童高脂血症以 Ⅱ 和 Ⅳ 型多见。其原因与遗传、摄入脂肪、糖类过多和肥胖等有关。因此，为了预防儿童成年后患高脂血症，尤其是家属中有早年冠心病、动脉硬化和血脂过高者，应定期检查血脂，并重视预防。婴儿不宜喂给过多牛奶或过早加入辅食。儿童应多吃粗杂粮，少吃糖。粗杂粮除含有丰富的维生素、无机盐外，还含有膳食纤维，有利于润肠通便和调节血脂，含有的谷固醇能抑制胆固醇的吸收。儿童处于生长发育时期，在充分供给蛋白质的同时，适当控制胆固醇含量高的食物摄入，即少吃动物脂肪、动物内脏，以防血脂升高。多吃新鲜蔬菜和水果，以补充维生素、无机盐和膳食纤维。许多蔬菜和水果中都含有阻止血中胆固醇升高的成分。儿童还应限制吃零食，避免过食、偏食，少吃高脂肪、高能量、高胆固醇的食物。特别是甜点心、冰淇淋、糖果、蜜饯、蜂蜜和蔗糖等食物，以防糖和脂肪摄入过多。

 ## 高脂血症患者如何合理安排膳食结构

● 保持热量均衡分配，饥饱不宜过度，不要偏食，切忌暴饮暴食或塞饱式进餐，改变晚餐丰盛和入睡前吃夜宵的习惯。

● 主食应以谷类为主，粗细搭配，粗粮中可适量增加玉米、莜面、燕麦等成份，保持碳水化合物供热量占总热量的 55%以上。

● 增加豆类食品，提高蛋白质利用率，以干豆计算，平均每日应摄入 30 克以上，或豆腐干 45 克或豆腐 75~150 克。

● 在动物性食物的结构中，增加含脂肪酸较低而蛋白质较高的动物性食物，如鱼、禽、瘦肉等，减少陆生动物脂肪，最终使动物性蛋白质的摄入量占每日蛋白质总摄入量的 20%，每日总脂肪供热量不超过总热量的 30%。

● 食用油保持以植物油为主，每人每日用量以 25~30 克为宜。

● 膳食成分中应减少饱和脂肪酸，增加不饱和脂肪酸（如以人造奶油代替黄油，以脱脂奶代替全脂奶），使饱和脂肪酸供热重不超过总热量的 10%，单不饱和脂肪酸占总热量 10%~15%，多不饱和脂肪酸占总热量 7%~10%。

● 提高多不饱和脂肪酸与饱和脂肪酸的比值。西方膳食推荐方案应达到的比值为 0.5~0.7，我国传统膳食中因脂肪含量低，多不饱和脂肪酸与饱和脂肪酸的比值一般在 1 以上。

● 膳食中胆固醇含量不宜超过 300 毫克/日。

● 保证每人每日摄入的新鲜水果及蔬菜达 400 克以上，并注意增加深色或绿色蔬菜比例。

● 减少精制米、面、糖果、甜糕点的摄入，以防摄入热量过多。

● 膳食成份中应含有足够的维生素、无机盐、植物纤维及微量元素，但应适当减少食盐摄入量。

● 少饮酒，最好不饮。

● 少饮含糖多的饮料，多喝茶；咖啡可刺激胃液分泌并增进食欲，但也不宜多饮。

高脂血症患者如何选择食用油

人们日常食用的油脂有动物油和植物油两大类。一般说来，多数动物油中饱和脂肪酸的含量较高，而植物油中则是不饱和脂肪酸的含量居多，因此高脂血症和冠心病患者宜食用植物油。植物油分为三类。

饱和油脂　如椰子油和棕榈子油，这些油中饱和脂肪酸的含量高，经常食用可以使血胆固醇水平增高。饮食中应减少这类油脂。

单不饱和油脂　包括花生油、菜油和橄榄油，这些油中单不饱和脂肪酸含量较高，它们不会改变血胆固醇水平。

多不饱和油脂　如大豆油、玉米油、芝麻油、棉子油、红花油和葵花子油，这些油中多不饱和脂肪酸含量较高，它们可以降低血胆固醇水平。多不饱和脂肪酸主要有 $\omega-6$ 脂肪酸和 $\omega-3$ 脂肪酸两种类型。大部分 $\omega-6$ 脂肪酸是亚油酸，存在于前面所述的植物油中。$\omega-3$ 脂肪酸主要存在于一些海鱼中，故而海鱼和鱼油适合于高脂血症患者食用。

因此，高胆固醇血症和冠心病患者应选用富含多不饱和脂肪酸的植物油。但要注意的是，油脂所含的热能高，如果过多食用，可以引起体重的增加。

平稳降血脂的美食有哪些

早餐一碗燕麦粥　每天早餐只吃 1 碗燕麦粥，持续 8 周就可使人体血液中"坏胆固醇"浓度降低 10%。由于经常摄入燕麦能有效地控制体重和减轻超重者的体重，促进血脂高者恢复正常水平。食用燕麦片是改善血脂的一种饮食方式，可减少冠状动脉硬化及心脏病的危险。

午餐半碗豆　豆制品是优质植物蛋白质的来源，是午餐的首选。豆类也是又便宜、又安全有效的降脂食物。越来越多的证据显示，食用大豆蛋白以取代动物蛋白，可降低血液中的胆固醇水平。每天中午只要吃半碗豆类，就可以在 8 周内使"坏胆固醇"浓度降低 20%。即使胆固醇水平正常的人，进食较多豆制品也有好处，它能增加高密度脂蛋白（HDL）胆固醇的水平，减少心血管疾病的发生。

晚餐三瓣大蒜　每天吃 3 瓣大蒜，持续 8 周也能使血中"坏胆固醇"浓度下降 10%。而且不论是生吃或熟吃，效果都不错。大蒜中含有的大蒜素等营养成分可缓解血小板凝结从而防止血栓的形成。大蒜的另一个美名是"血管清道夫"，长期吃大蒜的人血管内壁里的沉积比不吃的人要轻很多，而血管壁沉积是心血管病的一大诱因，时间长了会让动脉阻塞、弹性变差，引起中风或心肌梗死。

每天吃半个洋葱　洋葱几乎不含脂肪，却含有前列腺素 A、二稀丙基二硫化物及硫氨基酸等成分。前列腺素 A 是一种较强的血管扩张剂，可降低人体外周血管的阻力，具有降低血脂和预防血栓形成的作用。据临床营养学观察，一般冠心病患者每日食用 50 克左右洋葱（约半个），其作用比一些降血脂药还要明显。

用橄榄油做食用油　通常来说，吃油多的人血脂高。但地中海沿岸的居民橄榄油的消费量居世界之首，那里的人却很少有肥胖和心血管问题，这要归功于橄榄油中的单不饱和脂肪酸。而且，食用橄榄油后可以增加人体内的高密度脂蛋白（好胆固醇）的平衡浓度，以保证人体对胆固醇的正常要求，而且还会降低血浆中低密度脂蛋白（坏胆固醇）的浓度。

每周两次清蒸海鱼　鱼的脂肪多由不饱和脂肪酸组成。海鱼和淡水鱼的鱼肉脂肪和营养含量有较大差别，海鱼肉中不饱和脂肪酸高达70%~80%，具有降血脂、改善凝血机制、减少血栓形成等作用。大多数海鱼还含有一种能抑制血小板聚集的成分，所以，胆固醇高的人可适当多吃海鱼。

每周一碗姜汤 "家备生姜，小病不慌。"生姜的主要成分是挥发油、姜辣素、树脂和淀粉，具有发汗解表、温胃止呕、解毒等三大功效。中医认为，早、晚空腹喝1碗热姜汤，坚持每周1~2次，可收到补气、提神、改善睡眠之效。

◆ 喝茶能降脂吗

茶叶，又名茶、茗等，为山茶科常绿灌木或乔木茶树的叶。茶叶在我国广有栽培，并作为我国人们日常生活中的大众饮料举世闻名，素有"国饮"之誉。

茶叶性微寒，味甘苦，无毒，具有清热利水、化痰消食、清暑止渴、温中和胃的功效。现代研究表明，茶叶中所含有的生物碱具有强心利尿作用，且所含挥发油和鞣酸可以消食解腻。长期饮茶，能延年益寿，尤其是饮较浓的茶水效果更显著。在日本、法国等国家，我国云南出产的"普洱茶"及福建出产的"乌龙茶"特别受到年轻妇女和肥胖者的欢迎。实验表明，肥胖的人每天饮用3杯"普洱茶"，1个月后可降低血脂和体重。茶叶中含量最多的茶色素，具有明显的抗动脉粥样硬化形成作用，并可促进纤溶和降低血小板黏附率。茶叶中的芳香物质可溶解脂肪，解除油腻，帮助消化，促进吸收。茶叶中所含的天然维生素C、维生素E以及硒等生物活性物质，可清除对人体有害的氧自由基，具有降低血脂、防治动脉粥样硬化、抗衰老等作用。茶叶中的茶多酚能改善血管的通透性，有效地增强心肌与血管的弹性，降低血压。所以说，中老年人经常饮茶，饮淡茶对防治高脂血症，预防心脑血管病有很好的保健作用。

有关资料表明，绿茶降低胆固醇最有效，其次为茉莉香片、乌龙茶、铁观音和普洱茶。荷兰一个研究小组对 552 人长达 25 年的观察显示，喝茶可预防中毒，每日喝茶 4.7 杯以上者比喝茶不到 2.6 杯者脑卒中概率少 69%，并认为和茶中含有丰富的类黄碱素有关。日本有人观察，每日喝茶不少于 10 杯者比喝茶少于 3 杯者平均寿命要长 5~7年。并认为用热水冲泡的茶，第一、二道茶最有营养价值。以上事实充分说明了，茶对高脂血症、心脑血管病都是一种很好的保健饮料。

运用茶叶防治高脂血症，持之以恒方可见效。另外，喝茶降脂不可"牛饮"，要以清淡为佳，适量为宜。即泡即饮，饭后少饮，睡前不饮，有并发症者慎饮。

小 贴 士

香港的一项医学研究发现，在降低胆固醇含量上，喝绿茶比服用昂贵的药品更有效，可降低胆固醇含量达 25%。并经 2 年的观察发现，喝未经发酵的中国绿茶可很快降低人体内胆固醇的含量。其主要机制是，绿茶内含有大量的可降低胆固醇含量的儿茶素。

调补高脂血症患者的茶饮有哪些

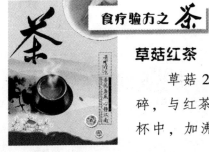

食疗验方之 茶

草菇红茶

草菇 25 克，红茶 5 克。将草菇洗净晒干后粉碎，与红茶混匀。每次饮用前将草菇红茶粉放入茶杯中，加沸水冲泡，加盖闷 10 分钟后饮用。具有益气养胃，降脂减肥的功效。适用于高脂血症。代茶，频频饮用，可连续冲泡3~5次。

丁香茉莉茶

丁香、茉莉花、绿茶各等份。以上3味共研细末，过筛，制成袋泡茶，临用时用沸水浸泡即成。代茶频饮，不拘时间。具有理气化浊，降低血脂的功效，适用于高脂血症等。

荷叶二皮饮

干荷叶50克，乌龙茶5克，丝瓜皮6克，西瓜皮5克。用纱布将干荷叶、丝瓜皮、西瓜翠衣、乌龙茶包好，放清水中浸泡清洗后备用。沙锅中放水5杯，放入纱布包，上火煮熬至水沸，取汁即成。代茶频饮。具有清热利水，减肥降脂功效。适用于各种单纯性肥胖症，对兼有浮肿、高脂血症者尤为适宜。

槐花山楂茶

槐花、山楂各10克。将槐花，山楂洗净后加适量水，煮煎去渣取汁。代茶频饮。具有降压降脂的功效，适用于高脂血症等。

槐菊茶

菊花、槐花、绿茶各3克。将上3味放入茶杯中，用沸水冲泡即成。代茶饮之，每日数次。具有降脂，平肝潜阳的功效，适用于高脂血症等。

防治高脂血症的米粥有哪些

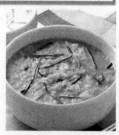

食疗验方之 粥

豆腐芹菜粥

芹菜20克，豆腐50克，粳米100克，精盐适量。将芹菜洗净切碎，与豆腐和淘洗干净的粳米一同放入沙锅中，加清水适量，用旺火烧开，再用小火煮成粥，加精盐调味即成。早晚餐食用。具有清热生津，散瘀破结，消肿解毒的功效。适用于高脂血症、糖尿病等。

豆浆粥

豆浆汁 500 克，粳米 50 克，精盐适量。将粳米洗净，与豆浆汁同入沙锅内煮粥，至粥稠，表面有粥油为度，加盐调味。每日早晚餐，温热食用。具有补虚润燥，降低胆固醇的功效，适用于高脂血症、冠心病。

干橘皮粥

干橘皮 20 克，粳米 100 克。将干橘皮研末。粳米淘洗干净。炒锅上火，加入清水、粳米，用大火煮沸后，改用小火煮约 15 分钟，再加入橘皮末，略煮即成。早晚餐分食。具有健脾养胃，理气减肥的功效，适用于高脂血症。

海带粉粟米粥

新鲜海带 30 克，粟米 100 克。将海带放入米泔水中浸泡 6~8 小时，捞出，洗净，切成小片状，晒干或烘干，研成细末，瓶装密封，备用。将粟米淘洗干净，放入沙锅，加水适量，大火煮沸，改用小火煨煮 30 分钟，调入海带粉，拌匀，继续用小火煨煮至粟米酥烂即成。早晚 2 次分服。具有消痰散瘀，补虚调脂的功效，适用于高脂血症。

花生海带粥

花生仁、海带、绿豆各 50 克，粳米适量。海带洗净，切碎，与花生仁、绿豆、粳米同煮成粥。当晚餐食用，不拘量。具有清热解毒，降压调脂的功效，适用于高血压病、高脂血症等。

防治高脂血症的汤羹有哪些

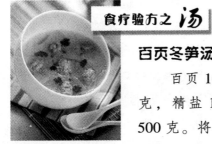

食疗验方之**汤**

百页冬笋汤

百页 100 克，香菇 50 克，冬笋 50 克，味精 2 克，精盐 1 克。麻油 3 克，植物油 25 克，鲜汤 500 克。将百页上笼蒸软，切成菱形片，香菇用温水泡发，除去杂质洗净切成丝。冬笋切片待用。汤锅上火，放油烧热。随即加入鲜汤、味精、精盐、香菇丝、冬笋片、百页烧开，去浮沫，起锅淋上麻油即成。佐餐食用。具有健身减肥的功效，适用于高脂血症等。

番茄豆腐鱼丸汤

番茄 250 克，豆腐 250 克，鱼肉 250 克，发菜 25 克，葱、生姜、精盐、味精、麻油各适量。将番茄洗净，切块。豆腐切块。发菜洗净，沥干水，切成碎小段。葱洗净，切成葱花。鱼肉洗净，沥干水分，剁烂调味，加入发菜及适量清水，搅至起胶，放入葱花搅匀，做成鱼丸子。将豆腐块放入锅中，加适量清水，大火煮沸后放入番茄，再煮至沸，放入鱼丸子煮熟，加生姜末、精盐、味精，淋入麻油即成。佐餐食用。具有健脾消食，养阴润燥，生津止渴，去脂降压的功效，适用于高血压病、高脂血症、糖尿病。

番茄山楂陈皮羹

番茄 200 克，山楂 30 克，陈皮 10 克。将山楂、陈皮分别去杂，洗净，山楂切成片（去子），陈皮切碎，同放入碗中，备用。再将番茄放入温水中浸泡片刻，反复洗净，连皮切碎，剁成番茄糊，待用。沙锅中加清水适量，调入山楂、陈皮，中火煨煮 20 分钟，加番茄糊，拌匀，改用小火煨煮 10 分钟，以湿淀粉勾兑成羹。每日早、晚分食。具有消食导滞，通脉散瘀，降血脂的功效，适用于高脂血症。

番茄汤

番茄 150 克，海带 15 克，香菇 15 克，木耳 15 克，植物油、葱花、生姜丝、清汤、精盐、味精、五香粉、麻油各适量。将海带放入清水中浸泡 6 小时，将斑块及沙质洗去，冲洗后切成象眼片（即菱形片），备用。将香菇、木耳放入温水中泡发，洗净后香菇切成丝，木耳撕碎成小片状，同放入碗中，待用。再将番茄洗净外表皮，去蒂、头，切成片。炒锅置火上，加植物油，大火烧至七成热时，加葱花、生姜丝，煸炒出香，加入番茄片煸透，再加清汤（或清水）适量煮沸，投入海带片、香菇丝、木耳碎片，改用小火煨煮15分钟，加精盐、味精、五香粉，拌和均匀，淋入麻油即成。佐餐食用。具有益气补虚，通脉散淤，降血脂的功效，适用于高脂血症、高血压病。

凤菇豆腐汤

鲜凤尾菇100克，豆腐200克，精盐、味精、葱花、香菜末、鲜汤、植物油各适量。将凤尾菇去杂质洗净，撕成薄片；豆腐洗净切成小块。净锅置火上，加油烧热，放入凤尾菇煸炒片刻，加入鲜汤、豆腐块、精盐，烧煮至凤尾菇、豆腐入味，撒上味精、香菜末、葱花，即成。佐餐食用。具有补中益气，健脾养胃，祛脂减肥的功效，适用于高脂血症、高血压病、冠心病、糖尿病等。

防治高脂血症的菜肴有哪些

食疗验方之 菜肴

百合炒芹菜

芹菜500克，鲜百合200克，精盐、味精、白糖、黄酒、植物油、葱花、生姜末各适量。将芹菜摘去根和老叶，洗净，放入开水锅中烫透捞出，沥净水。大棵根部（连同部分茎）竖刀切成2~3瓣，再横刀切成约3厘米长的段。百合去杂质后洗净，剥成片状。炒锅上火，放油烧热，下葱花、生姜末炝锅，随即倒入百合瓣、芹菜段继续煸炒透，烹入黄酒，加入白糖、精盐、味精和清水少许，翻炒几下，出锅装盘即成。佐餐食用。具有滋阴润肺，降压调脂，养颜美容的功效。适用于高血压病、高脂血症。

拌鸡丝凉粉

熟鸡脯肉100克，凉粉2张，黄瓜100克，麻油10克，酱油、米醋、味精各适量。将凉粉切成宽1厘米的条。熟鸡脯肉顺丝切成细丝。黄瓜洗净切成丝。酱油、米醋、麻油放在一起调成三合油，加入味精。将凉粉放入盘内，鸡丝、黄瓜丝对镶在凉粉上，浇上三合油即成。佐餐食用。具有补气滋阴的功效。适用于高脂血症等。

拌三色素菜

芹菜 150 克，绿豆芽 50 克，胡萝卜 30 克，麻油、醋、精盐、酱油、蒜泥各适量。将芹菜洗净后破开切段，胡萝卜洗净后切丝，与洗净的绿豆芽一起入沸水锅中焯一下，装入盘中，加醋、精盐、酱油、蒜泥、麻油，拌匀即成。佐餐食用。具有调脂减肥，平肝降压的功效。适用于高脂血症、高血压病。

菜花黑木耳烧豆腐干

菜花 300 克，水发玉兰片、水发黑木耳、水发香菇、豆腐干各 50 克，植物油、白糖、味精、葱花、湿淀粉、麻油、黄酒、精盐、鲜汤各适量。将菜花洗净，掰成小朵。玉兰片洗净，切成菱形片。黑木耳洗净，去根蒂，撕成瓣。香菇去蒂，洗净，切成薄片。豆腐干切成薄片。锅置火上，放入油烧至七成热，下入葱花炝锅，出香味后把菜花、玉兰片、黑木耳、香菇倒入，大火煸炒至熟，放豆腐干、黄酒、精盐、白糖、鲜汤，烧开后改用中火烧熟，撒味精，拌匀，用湿淀粉勾芡，淋入麻油，出锅即成。佐餐食用。具有调脂强身，润肤养颜的功效。适用于高脂血症等。

草菇海米豆腐

草菇 100 克，海米 50 克，豆腐 250 克，植物油、精盐、白糖、米醋、味精、葱、生姜、蒜、酱油、麻油、湿淀粉各适量。将草菇洗净，去蒂，入沸水锅中略焯，捞出，切成厚片。豆腐切成块，入沸水锅中略焯，捞出，挤干水。海米放入温水中泡透，洗净，葱切成斜段，生姜切成末。炒锅上大火，放油烧热，下生姜末、葱段、海米炸香，放入草菇片煸炒片刻，放精盐、酱油、白糖、大蒜、米醋、清水适量烧沸，下豆腐块烧至汤浓入味时，放味精，用湿淀粉勾芡，淋上麻油，出锅装盘。佐餐食用。具有益脾补肾，养血益精的功效。适用于高脂血症、高血压病。

防治高脂血症的主食有哪些

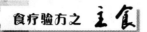

草菇冬笋包

鲜草菇 300 克，罐头冬笋 250 克，猪瘦肉 250 克，精白面粉 500 克，葱、生姜、酱油、精盐、味精、麻油、面肥、碱水各适量。将鲜草菇择洗干净，去蒂，放入沸水锅中焯透，捞入冷水中过凉，沥净水，切成小丁。猪瘦肉、冬笋片洗净，切成相应的小丁。将面肥 150 克放入盆内，加 200 克温水，调成面肥汤。面粉内倒入面肥汤和匀，揉至软滑滋润，用湿白布盖好，放在 20~25℃处，待面发酵后，兑入碱水，揉至碱性均匀、无黄斑时盖上湿布，然后将面粉搓成条，揪成若干个面剂，擀成直径约 10 厘米的圆皮。将草菇丁、瘦肉丁、冬笋丁、葱花、生姜末均放入盆中，加入味精、精盐、酱油、麻油，拌匀即成包子馅。将馅放入包子皮中间，做成三丁大包。将包子放入笼，先用小汽蒸 3 分钟，再转大汽蒸 10 分钟即成。当主食食用。具有滋阴润燥，补肾壮阳的功效。适用于高脂血症、高血压病。

赤豆饭

粳米 150 克，赤小豆 60 克。将粳米淘洗干净，放饭盒中，加入煮至七成熟的赤小豆，搅匀，再添清水（水高出粳米、赤小豆 2 厘米），盖上盖，用大火蒸约 40 分钟即成。当主食食用。具有利水减肥，消肿解毒的功效。适用于高脂血症。

菇笋白菜蒸饺

水发香菇 5 克，熟笋 5 克，蘑菇 15 克，大白菜 150 克，面粉 100 克，麻油、精盐、味精各适量。将大白菜入沸水锅中余熟，挤干水分，切碎。再将香菇、熟笋、蘑菇洗净后切成米粒状，与白菜一同入

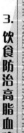

盆，加味精、麻油、精盐拌匀。面粉加温水揉匀，制成 12 个剂子，包入馅，蒸熟即成。具有调脂减肥，补充纤维素的功效。适用于高脂血症、脂肪肝、习惯性便秘。

黑木耳豆面饼

黑木耳 30 克，黄豆 200 克，大枣 200 克，面粉 250 克。将黑木耳洗净，加水泡发，用小火煮熟烂，备用。黄豆炒熟，磨成粉备用。大枣洗净，加水泡涨后，置于锅内，加水适量，用大火煮沸后转用小火炖至熟烂，用筷子剔除皮、核，备用。将大枣糊、黑木耳羹、黄豆粉一并与面粉和匀，制成饼，在平底锅上烙熟即成。当主食食用。具有健胃养胃，祛脂减肥的功效。适用于高脂血症。

韭菜香菇水饺

韭菜 100 克，水发香菇 50 克，面粉 100 克，麻油、精盐、味精各适量。将韭菜、香菇切碎，拌入麻油、精盐、味精。面粉加水揉匀，制成 12 个剂子，包入馅。锅加水烧沸，下饺子，煮熟即成。当主食食用。具有温肾补肾，调脂减肥的功效。适用于性功能障碍、高脂血症。

✦ 防治高脂血症的饮料有哪些

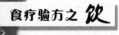

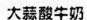

大蒜酸牛奶

蜜渍大蒜头 2 个，酸牛奶 100 克，蜂蜜 10 克。将蜜渍大蒜头瓣开，去茎，切碎，与酸牛奶一起放入家用果汁机中，快速打匀，取汁，兑入蜂蜜，拌匀即成。每日早、晚分饮。具有消积解毒，行滞降压的功效。适用于高血压病、高脂血症。

冬瓜牛奶

冬瓜汁 250 克，鲜牛奶 200 克。将冬瓜汁置容器（或家用果汁机）中，然后倒入牛奶，慢速边倒边搅，充分混合均匀，收集在杯中，加盖，置冰箱备用。每日早、晚分饮。具有清热去风，滋阴降压的功效。适用于高血压病、高脂血症。

核桃仁葛根糊

核桃仁 100 克，葛根粉 30 克，黑芝麻 30 克，蜂蜜 20 克。将核桃仁、黑芝麻分别拣杂，核桃仁晒干或烘干，黑芝麻微火炒香，共研为细粉。锅置火上，加清水适量，大火煮沸，调入核桃仁、黑芝麻、葛根粉，改用小火煨煮，边煮边调，待羹糊将成时，停火、加入蜂蜜，拌匀即成。早晚 2 次分服。具有滋补肝肾，通脉调脂的功效。适用于高脂血症。

苦瓜蜂蜜牛奶

苦瓜 1 个（约 100 克），蜂蜜 20 克，牛奶 200 克。将苦瓜洗净，去籽后切成片，或切碎，与牛奶放入洁净家用果汁机中，快速捣搅成浆汁，放入杯中，兑入蜂蜜，拌匀即成。每日早、晚分饮。具有解热清心，益气降压的功效。适用于高血压病、高脂血症、习惯性便秘。

胚芽豆浆

豆浆 150 克，小麦胚芽 50 克。将豆浆煮沸 3~5 分钟后冷却，备用。将少许豆浆置容器中，再加入小麦胚芽，搅匀后，倒入剩余的豆浆，混合均匀，以大火煮沸即成。随早餐饮用。具有健脾和血，通脉调脂的功效。适用于高脂血症、脂肪肝等。

防治高脂血症的果菜汁有哪些

食疗验方之 **汁**

菠萝蛋清汁

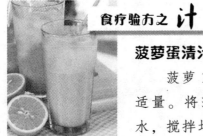

菠萝 150 克，鸡蛋清 1 个，柠檬汁、苏打水各适量。将菠萝去皮，榨汁，加入鸡蛋清及少量清水，搅拌均匀后，再加柠檬汁，边加边搅，再倒入

苏打水搅匀。代茶饮。具有调脂补虚的功效。适用于高脂血症。

菠萝鸡蛋汁

菠萝150克，鸡蛋1个，柠檬汁、苏打水各适量。将菠萝去皮，洗净，榨汁，加入鸡蛋液及少量清水，搅拌均匀后，再加柠檬汁，边加边搅，再倒入苏打水搅匀即成。上下午分饮。具有补气调脂的功效。适用于高脂血症等。

大蒜萝卜汁

生大蒜头3个（30克），生萝卜30克，冰糖适量。大蒜去皮，萝卜洗净，切碎，加少量冷开水，捣烂取汁，加冰糖少许。每日早、晚分饮。具有解毒抗癌，减肥调脂的功效。适用于高脂血症。

生大蒜生萝卜汁

生大蒜头60克，生萝卜120克。将生大蒜头剥去外表皮，将大蒜瓣洗净、切碎、剁成大蒜糜汁，备用。将生萝卜除去根、须及萝卜茎叶盖，洗净，连皮切碎，放入家用果汁捣搅机中搅压取汁，用洁净纱布过滤后，将萝卜汁与大蒜糜汁充分拌和均匀，也可加少许红糖调味，即成。早晚2次分服。具有杀菌消炎，化肉调脂的功效。适用于各型高脂血症。

鲜芹菜汁

新鲜芹菜（包括根、茎、叶）500克。将芹菜洗净，晾干，放入沸水中烫泡3分钟，捞出，切成细段，捣烂取汁。分3次饮用，当日吃完。具有平肝降压，消脂减肥的功效。适用于高脂血症、高血压病。

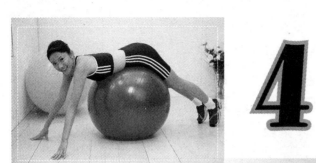

合理运动防治高脂血症

 运动对血脂有什么影响

生命在于运动，运动不仅能防治疾病，而且还能促进人体各脏器机能的恢复，既对全身有积极影响，又对局部器官产生强有力的作用。在临床医学及康复医学中占有重要地位。

适当强度和运动量的持久锻炼，能减轻高脂血症，改善血脂构成，纠正人体生理、生化代谢失调，使脂质代谢朝着有利于健康的方向发展；进一步研究表明，运动能够促进机体的代谢，提高脂蛋白脂酶的活性，加速脂质的运转、分解和排泄。

运动还能改善机体的糖代谢、血凝状态、血小板功能，降低血液黏度；运动还可改善心肌功能，增强心肌代谢、促进侧枝循环的建立，这些都对冠心病防治具有积极的影响。因此，高血脂患者加强运动锻炼是积极的防治措施。健康人，特别是身体偏胖者也应加强运动锻炼以预防高血脂的发生。

运动锻炼虽然有百利而无一害，但它并非万能。近来大多数研究认为，不改变饮食结构，单纯运动，并不能显著调脂。如果两者结合再配合以合适的药物治疗，定能有效控制血脂水平。

小贴士

流行病学研究发现，从事体育运动或重体力劳动的人的血清中胆固醇和三酰甘油水平，比同年龄阶段的从事一般劳动或脑力劳动的人低，而高密度脂蛋白胆固醇水平比一般人要高。因此，长期、有规律的健身运动，对血脂有明显的调节作用。

运动调脂的机制是什么

一般认为，改善并调整饮食结构、有效控制体重、适度增加体育锻炼是防治高脂血症的最基本措施。研究表明，运动可使血清胆固醇、三酰甘油以及致动脉粥样硬化脂蛋白（如低密度脂蛋白和极低密度脂蛋白）含量降低，另一方面又能使具有抗动脉粥样硬化作用的高密度脂蛋白含量增高，有利于预防动脉粥样硬化病变的发生和发展。

医学研究表明，高脂血症与许多疾病有密切关系，最重要的是可以导致动脉粥样硬化，对人体产生严重危害。美国科学家曾收集过 10 年中马拉松运动员死亡后的研究报告，经尸体解剖和组织切片，证明无动脉硬化，相反，他们营养心脏的冠状动脉是扩张的。在研究报告中，也没有发现马拉松运动员因动脉硬化导致心脏病猝发而死亡的。美国学者曾对 83 例心肌梗死幸存者在参加一项中等强度运动锻炼（即美国心肺血研究所的运动处方，包括竞走、慢跑步和体操等，每周 3 次，每次 45 分钟，并在严格的医疗监护下进行）之后，血清高密度脂蛋白胆固醇含量平均为 1.22 mmol/L（47 毫克%），而不参加运动者则仅有 1.04mmol/L（40 毫克%）。

运动不仅能直接消耗能量，而且能促进新陈代谢，改善神经、内分泌系统的调节功能，促进脂肪代谢。运动可以降低血浆胰岛素含量，使脂肪分解作用得到加强，减少脂质沉积或脂肪组织的堆积。运动可以加强肾上腺素和去甲肾上腺素等脂解激素的活性，加强对三酰甘油等血脂的水解过程，因而可以减少血浆内三酰甘油的浓度和降低胆固醇含量。

运动对机体的脂质代谢确实具有积极的影响，它能使脂质代谢朝着有利于健康的方向发展；进一步研究表明，肌肉运动可使血液内游离脂肪酸和葡萄糖的利用率提高，因此，脂肪细胞释放出大量的游离脂肪酸而使脂肪细胞缩小，又可使多余葡萄糖被消耗掉而不转化为脂肪，从而减少了异生脂肪的聚积，而达到调脂减肥的目的。

武汉大学生物系邹国林等学者对 42 名青年男性学生进行为期 3 个月中等强度的有氧锻炼，观察前后血脂的变化，结果发现：锻炼后血清总胆固醇、低密度脂蛋白胆固醇、总胆固醇/高密度脂蛋白胆固醇均显著降低，而高密度脂蛋白胆固醇、高密度脂蛋白 2 胆固醇、高密度脂蛋白 2 胆固醇/高密度脂蛋白 3 胆固醇均增高，差异非常显著，同时学生的身体素质也明显加强。

高脂血症患者如何健身

健身运动能促进机体的代谢，提高脂蛋白酶的活性，有效地改善高血脂患者的脂质代谢，促进脂质的运转、分解和排泄，使血清胆固醇、三酰甘油及低密度脂蛋白含量降低，而使高密度脂蛋白含量增高，有利于预防动脉粥样硬化病变的发生和发展。高血脂患者健身时注意几个原则：

选择合适的运动项目 根据自身情况，选择长距离步行或远足、慢跑、骑自行车、体操、太极拳、气功、游泳、爬山、乒乓球、羽毛

球、网球、迪斯科健身操及健身器等;

掌握运动强度 运动时心率为本人最高心率的 60%~70%,约相当于 50%~60% 的最大摄氧量。一般 40 岁心率控制在 140 次/分,50 岁 130 次/分,60 岁以上 120 次/分以内为宜;

适当的运动频率 中老年人,特别是老年人由于机体代谢水平降低,疲劳后恢复的时间延长,因此运动频率可视情况增减,一般每周 3~4 次为宜;

合适的运动时间 每次运动时间控制在 30~40 分钟,下午运动最好,并应坚持长年运动锻炼。

高血脂患者健身特别注意:

● 重视在运动过程中和运动后的自身感觉,如出现严重呼吸费力、前胸压迫感、头昏眼花,面色苍白等现象,应立即停止运动,有可能的话,应平卧休息;

● 高血脂患者若无其它合并症应保持中等强度运动量,即每天达到慢跑 3~5 千米的运动量。对合并有轻度高血压、肥胖、糖尿病和无症状性冠心病等疾病者应自行掌握,以锻炼时不发生明显的身体不适为原则,必要时应在医疗监护下进行。对伴有重度高血压、严重心脏病(如急性心肌梗死、心力衰竭、严重心律失常等)、严重糖尿病以及严重肝肾功能不全者应禁止运动,待上述疾病明显改善后再考虑适量运动;

● 运动要持之以恒,贵在坚持。

小贴士

我国学者郭成吉等对 21 名退休老人进行为期 15 周的健身长跑锻炼,结果发现锻炼后血清高密度脂蛋白胆固醇水平明显提高,前后比较差异显著,血清低密度脂蛋白胆固醇、极低密度脂蛋白胆固醇及三酰甘油则明显降低,前后比较差异也很显著,血清总胆固醇也有一定程度下降。同时,参加锻炼的老人身体素质得到明显改善。

高脂血症患者如何步行运动

步行运动是一项极有意义的健身强体活动，它包括散步、慢步行走、快步行走等，慢步行走和快步行走合称为医疗步行。对高脂血症患者来说，步行运动最易进行，节奏、时间最灵活且便于掌握，副作用小，不需要特殊设备和环境条件。

散步 适用于中度以上的高脂血症患者及其并发肥胖症、高血压病、冠心病、糖尿病、溃疡病者。锻炼要点：①每次散步宜持续 30 分钟左右；②散步速度以每分钟 60~100 步为宜；③散步时，呼吸要平稳，心情需要放松。

注意事项：①由于散步是一种速度缓慢、全身放松的步行，是一种全身性有氧运动，因而须选择空气清新、道路平坦、有阳光、有树木的场所，避开雾天；②年老体弱者须结伴而行；③高脂血症伴严重心肺功能不全以及伴高血压病且其舒张压大于 14.6 千帕时，不得外出散步。

医疗步行 适用于轻度或中度高脂血症患者，对高脂血症伴轻、中度肥胖病者亦可照此办理。锻炼要点：①动作要领为挺胸、抬头、直膝、大步走或快步走，双手在体侧自然地大幅度摆动；②行走的距离可以从 400 米开始，逐渐增加到 800 米，再增加到 1 000 米往返；③行走的速度一般为每分钟 80~100 米；④完成增加路程后可选择一段坡路（坡度以 5°~15°为宜）进一步增加运动强度；⑤每次锻炼中途可休息 3~5 分钟；⑥步行运动在一日内任何时间、任何地点都可进行。

注意事项：①行走的距离、速度及选择坡路应视自己的体力和病情而定，不可加速过快；②病情较重者初始步行距离和速度可更低些，如可从 200 米往返开始，速度可慢于每分钟 80 米；③有人认为清晨或晚餐后 1 小时，且在远离马路的地方进行更为有益；④步行持续时间要制订计划，逐步增加，循序渐进，且贵在坚持；⑤对高脂血症伴严重心肺功能不全及Ⅲ期（重度）高血压病患者，不宜在室外进行医疗步行；⑥如运动中出现极度疲劳或原有症状加重，应暂停锻炼。

✦ 高脂血症患者如何跑步运动

跑步运动是一项有氧运动，有短跑、长跑以及竞技跑、快速跑、慢跑等，对于高脂血症（与肥胖症等）患者来说，在没有其他并发症的情况下，以中距离慢跑尤为适宜。这种中距离慢跑运动强度小、时间长、耗氧量低，来得及从有氧氧化过程中获得能量，吸入的氧量也基本满足运动的需要。高脂血症伴轻、中度肥胖症者可采取以下几种慢跑方法。

慢速放松跑　快慢程度根据本人体质而定，老年人和体弱者一般比走步稍快一点。最大负荷强度不应使心率超过170减年龄，如60岁老人应控制在170–60=110（次/分）以下，呼吸也以不喘大气为宜。跑步时，步伐要轻快，全身肌肉放松，双臂自然摆动。运动时间以每天20~30分钟为宜。

反复跑　是以一定的距离作为段落，进行反复多次的跑步，段落可长可短，短者100~400米，长者1000~2000米，视各人情况而定。初练反复跑者可采用较短距离的段落，跑的次数也不要太多，一般以10（次）×100（米）或5（次）×200（米）为宜，在两个跑段之间可以慢走几分钟作为休整。

变速跑　跑时是快一阵慢一阵，而把慢跑本身作为两次快跑之间的恢复阶段。在平时进行变速跑锻炼时，快跑段落的距离及其数目应加规定，并且必须以同样速度跑完所有的快跑段落。比如在使劲快跑400米之后，以慢跑一定距离或时间作为休息，然后再快跑400米，接着又慢慢跑，如此快慢交替，周而复始。

原地跑　是一种不受场地、气候、设备等条件限制的跑步锻炼方法。初学者以慢跑姿势进行较好。开始可只跑 50~100 复步，锻炼 4~6 月之后，结合自己身体情况和锻炼效果，每次可跑 560~800 复步。在原地跑时可以用加大动作难度的方法控制运动量，如采用高抬腿跑等都可使运动强度加大。

　　定时跑　一种是不限速度和距离，只要求跑一定时间；另一种有距离和时间限制，如在 6 分钟之内跑完 800 米，以后随运动水平提高可缩短时间，从而加快跑的速度。这种跑步方法，对提高年老体弱者的耐力、体力大有好处。

　　锻炼要点：①以慢跑为宜，持续时间应在 20 分钟以上，如果按每分钟跑 150 米，消耗 33.44 千焦热量计算，20 分钟可消耗 668.8 千焦；②慢跑前做 3~5 分钟准备活动，如肢体伸展及徒手操等；③慢跑速度掌握在每分钟 100~150 米为宜；④运动时自然跑动，全身肌肉放松，注意调整呼吸，匀速进行，正确的慢跑姿势为两手微握拳，两臂自然下垂摆动，腿不宜抬得过高，身体重心要稳，步伐均匀有节奏，且应用脚前掌着地而不能用足跟着地；⑤制订每天的跑步计划，依据事先测定的运动耐量而定，运动耐量是按照达到最高心跳次数的 65% ~ 70% 心率的运动量作为运动指标，跑步计划依个人情况制订，注意循序渐进，不可操之过急；⑥每次慢跑后做整理运动，逐渐放慢速度直到走步，再做一些徒手操。

高脂血症患者如何跳绳运动

　　跳绳运动只需 1 条合适的绳子及一块平坦的地面即可，简便易行。跳绳运动在我国有悠久的历史，远在唐代称其为"透索"，到了宋朝、明朝相继称之为"跳索"、"白索"，直至清代称"绳飞"。跳绳是一种快速跳跃性运动，其运动强度比较大，既可以锻炼速度和耐力，又可锻炼全身的跳跃、平衡、反应、协调能力等，且由于运动较剧烈、消耗体能较多，因此，对高脂血症患者（以及伴有肥胖症者）具有较好的降血脂和减肥作用。

跳绳动作多种多样，基本原则是双脚必须同时离地。但近年来发展为跳绳与舞蹈、武术、体操相结合，即持绳可以左右甩打，也可以为绳操、绳舞、绳技。不仅加大了跳绳的难度与强度，也提高了趣味性，是一种很有前途的降脂减肥运动，尤其适合青少年肥胖症合并高脂血症者。

锻炼要点：①先掌握一般的跳绳法，即双手握绳的两端，向前甩绳，双脚同时跳起，让绳从脚下经过，可双脚跳，也可左右脚轮换单跳，每次连跳 20 次；②每次连跳后可休息 1 分钟，再继续下一次连跳；③制订适合自己的运动计划，并循序渐进；④每时间段运动可控制在 30~60 分钟之间，使心率保持在 100~200 次/分。

注意事项：①选取跳绳的长度，以脚踩绳的中间，其绳两端与肩平齐为宜；②甩绳跳过绳时，要求绳不能触身，并做到甩绳有弧度，跳绳有弹性；③锻炼时，以空气新鲜，地面平整的场所为宜，避开雾天，倘遇阴雨、冰雪时期，亦可选择合适的室内场所；④跳绳的速度可视各人的体力情况而定，自行调节；⑤严重高脂血症伴心肺功能不全者，不宜练习跳绳运动。

✦ 高脂血症患者如何游泳

游泳是所有运动项目中对身体各部位的锻炼最为全面的运动。水的低温是一种自然的冷水浴，水的压力对胸部呼吸运动也是很好的锻炼。游泳是将冷水浴、空气浴、日光浴三者合一的一项体育活动，游泳时人在水中承受的压力比在陆地上大 800 多倍，要想在水中前进，就要克服阻力，并消耗能量。长时间的慢速游，消耗的能量主要来自脂肪，从而增加了游泳减肥的直接效果。人在水中时，水的压力、阻力、浮力也是对人体一种极好的按摩，因此游泳对人体具有良好的保健作用。高脂血症患者在进行饮食调节的同时，坚持游泳4~6个月，可降低血脂水平。

高脂血症患者如何跳舞降脂

跳舞是一种主动的全身运动，我国古代就有记载，说"作为舞以宣导之"。用舞蹈来疏通凝滞沉积，引导筋骨舒展，具有极好的保健强身功效。舞蹈因种类各异，其运动量也有很大的差别。节奏快、动作幅度大的跳法有较好的降脂减肥效果，有资料报道，其中以迪斯科舞降脂减肥效果最为明显。

跳迪斯科舞时每小时的运动量相当于跑8~9千米，或相当于骑自行车20~25千米，消耗能量多，且由于有音乐伴奏，节奏感强不易产生疲劳，方式灵活，动作自如，易于学习掌握。迪斯科舞跳动时，腰及髋部摆动幅度比较大，臀部与大腿肌肉受到较强的活动锻炼，既有利于肌肉发达，又有利于降脂减肥，对于中老年高脂血症伴腹、臀、大腿部位肥胖者尤可起到降脂强身，祛脂健美的效果，并具有显著的调节神经功能、愉悦身心、陶冶情操的作用。

高脂血症患者如何做降脂健美操

健美操除了具有一般体操对肌肉关节的锻炼作用外，还有一种保持形体美的特殊作用。本操是针对中老年高脂血症患者（及肥胖症者）伴有颈肩退行性变、胸腹部脂肪堆积、髋腰部活动不灵等症状编制的，目的在于消耗体内多余的脂肪（及脂质），提高新陈代谢率，改善身体素质，消除精神压力，保持健美体形，达到降脂减肥与健美强身的双重目标。

降脂健美操的运动强度应根据个人的年龄、性别、工作、生活条件、环境、体力以及原有的运动基础综合判断并制订具体计划，在具体实施中逐渐增加运动量，每次运动时间也要逐渐增加到 30 分钟以上，才能获得较为满意的效果。

做本套降脂健美操时，一般以消耗 1344 千焦热量的强度为宜。若做操时出现头晕、心慌等不适反应，应停止操练。中老年高脂血症患者伴有严重心肺脑疾患者及老年体弱者不宜做降脂健美操。

具体操练如下：

转体运动　两脚开立，与肩同宽，两手叉腰，上体向左转动至最大限度，还原。依此法再向右转动至最大限度，还原。连续转体 20~40 次；

手摸脚踝　两脚开立，比肩略宽，上体前屈，两臂侧伸展，与地面平行，转肩左手摸右脚外侧（踝部）；转肩右手摸左脚外侧（踝部），重复 10 次；

下蹲起立　两脚开立与肩宽，下蹲，膝关节尽量屈曲，起立，再下蹲，连续做 20 次；

仰卧起坐　仰卧位，两手上举向前，带动身体向上坐起，还原，再坐起。连续做 20 次；

对墙俯卧撑　面对墙站立，距墙 80 厘米左右，两手掌贴墙做双臂屈伸练习，连续做 20 次；

原地高抬腿　两脚并立，两臂下垂，掌心紧贴同侧大腿外侧面，先将左脚高抬至尽可能高位，下踩；再将右脚高抬至尽可能高位，交叉连续做 20 次。

✦ 高脂血症患者如何做调整呼吸操

患者坐在高矮适合的凳子或椅子上，双足着地，使膝关节弯成 90° 或小于 90°；双膝分开与肩同宽，双肘放在膝上，右手握拳，左手抱于右拳外（女子左内右外）。上身略前倾，低头，额头轻放于拳心处，微闭眼，全身放松。使思想意识、神经系统进入松静状态。继而尽量想象自己回忆中最愉快最美好的事，面微带笑容，身心便会渐入心静神怡的状态。然后将思想完全集中在呼吸活动上，不受外界干扰。先随意吸一口气入腹部，再用嘴细小、缓慢、均匀地吐出，全身随之放松，感觉腹部变得松软。再用鼻细、慢、匀地吸气，小腹四周觉渐渐饱满，停止吸气2秒钟后再短吸一下，立即将气徐徐呼出。即为：呼、吸、停2秒，短吸的呼吸方式。整个过程胸部没有起伏，只有腹部一鼓一瘪的动作。以上动作反复进行15分钟，此时勿睁眼，抬起头，双手在胸前相搓10余次，再用双手十指自前向后梳头10余次；睁开眼，双手握拳，上举伸伸腰，深吸气一口，徐徐呼出，随之双手松开放下。

高脂血症患者如何做减肥降脂操

患者采用平卧位，将膝屈成90°，一手置胸部，一手置于腹部：
集中思想，吸气时挺胸收腹，呼气时缩胸凸肚且尽量高，但勿过度；呼吸频率保持自然速度，保持10~20分钟；呼吸自然平稳后搓手10余次；此操除卧位锻炼外，也可采用站立、行走及乘车时练习。

高脂血症患者如何做消积吐纳操

患者采取坐位姿势，膝部保持直角（90°），双脚自然分开，右手握拳，左手抱右拳，将额头枕于拳心，双肘撑在双膝上或身前桌上。集中注意力，先舒1口气，然后意想最愉快的事1~2分钟（保持自然呼吸）。后意念集中于呼吸：先随意吸一口气，再由口细、长、匀地呼出，当呼至八九成时停1~2秒钟，再短呼出，此时意念在收腹，尽量收。用鼻细、长、匀地吸气至八九成时停 1~2 秒钟，再短吸一口，同时逐渐挺腹至最大限度。如此反复进行，做 15~30 分钟。

最后采取干浴面、干梳头、鸣天鼓三种锻炼方法：

干浴面 双手搓热，掌心贴于额部，并逐渐擦动→沿鼻旁→下颌→下颌角→耳前→目外眦→额角，反复擦动 20~30 次；

干梳头 十指尖指腹部贴于前发际，先梳前发际至头顶至后发际，再梳两侧头部。反复梳 20~40 次；

鸣天鼓 双手掌捂双耳，手指贴于枕部，食指叠于中指上，向下滑动敲于枕下两侧（相当于风池穴），耳中有"咚"之音。反复作 20~30 次。

以上三种锻炼方法可单独应用，也可同时进行，但需循序渐进，持之以恒。

高脂血症患者如何做降脂保健操

高脂血症患者进行保健操锻炼的量应根据个人体力情况而定，开始次数应少些，以后逐渐增加。做操的同时，还应控制热量摄入，增加能量消耗，以争取获得满意的降脂效果。

转体 两脚开立，两手叉腰，上体向左转动至最大限度，还原。再向右转动。连续转体 40~50 次。

摸脚 两脚开立比肩宽，上体前屈，两臂侧伸展，与地面平行，转肩左手摸右脚外侧，右手摸左脚外侧，快速重复 20 次。

蹲起 两脚开立与肩宽，下蹲，膝关节尽量屈曲，起立再下蹲，连续做 30 次。

仰卧起坐 仰卧位，两手上举向前，带动身体向上坐起，还原，再坐起。连做 30~40 次。

对墙卧撑 面对墙站立，距墙 80 厘米左右，两手贴墙做双臂屈伸练习，连做 30~40 次。

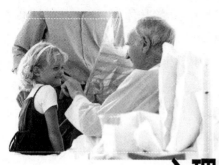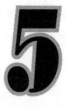

心理调适防治高脂血症

 心理因素对血脂有何影响

古往今来，医学模式经历了三个阶段。第一个是宇宙医学模式。古代学者把人看作是整个大宇宙中的小宇宙。以自然界的季节时令往复和社会环境的逆顺来观察和阐述人的生老病死，强调自然对人体生理病理的影响，从人与自然、社会环境和情志活动的整体联系中，把握人体病理生理变化，从而确定对疾病的防治法则，但由于历史条件限制，使认识过于笼统，并有较多臆测之处。随着自然科学的发展，又产生生物医学模式，主要是从生物学角度来认识疾病和防治疾病，这样使得生物病因疾病的防治有了很大发展。随着抗生素和生物免疫学的发展，生物致病现在已不再是威胁人类生命的主要原因了。疾病不能离开人体而存在，而人既是社会的人，又具有生物属性，因而近年来提出了第三个医学模式，即生物-心理-社会医学模式。这个模式承认许多疾病是由于心理不能适应周围环境某些刺激所致。因此，主张提高机体对社会和环境的适应能力，以达到预防疾病的目的。人们越来越清楚地认识到，心理活动的实质是人脑对客观现实的反映，心理、社会因素与健康和疾病的关系十分密切。

调查发现，有些高脂血症的老年患者，离退休后在药物和饮食习惯、生活方式不变的情况下，血脂浓度却明显下降甚至逐渐恢复正常，且血脂下降特点是稳定、持久的，并不是短暂的波动。显然其血脂浓度下降与离退休密切相关。

国内外冠心病普查资料表明，长期睡眠不佳、精神经常紧张、忧虑及时间紧迫均能影响血脂代谢。而离退休患者脱离了紧张的工作环境，血脂代谢障碍有可能得到了纠正。

情绪紧张、争吵、激动、悲伤时均可增加儿茶酚胺的分泌、游离脂肪酸增多，而促使血清胆固醇、三酰甘油水平升高。抑郁会使高密度脂蛋白胆固醇降低。在动物实验中也观察到，对已形成高 TC 血症的实验动物，每天给予安定及动物抚摸，结果其动脉粥样硬化病变形成范围明显减小。

由上可见，精神、情绪等心理因素均对脂质有一定程度的影响，但其作用机制尚未阐明。

高脂血症患者为何要保持健康向上的精神状态

保持健康的精神状态对高脂血症患者来说具有特别重要的意义。早在两千多年前，中医就已认识到情绪与内脏的密切关系。如《黄帝内经》所述："肝在志为怒，心在志为喜，脾在志为思，肺在志为悲，肾在志为恐。"并指出：五脏功能协调，精神活动就正常，即所谓"五脏安定，血脉和利，精神乃居"；反之则会导致情绪或精神异常。另一方面，情志活动的异常，也会影响人的脏腑气血的正常生理活动。倘若一个人处于情志受刺激状态，如思虑伤脾，脾失健运；或郁怒伤肝，肝失条达，则气机不畅，膏脂在体内运化输布失常，血脂升高，日久易导致高脂血症。因此，营造一个好的情志（亦即精神生活）状态，对防治高脂血症是大有裨益的。高脂血症患者可以根据自己的爱好，尤其是中老年人，或选择旅行游览、种花养鸟，或习书作画、欣赏音乐等等，都可以陶冶性情，培育情操，从而使情志和畅，益于身心，有助于高脂血症的康复。

 ## 高脂血症患者的心理活动类型有哪些

健康人的心理活动多指向外界客观环境，而患者的心理活动则更多地指向自身与疾病。一般说来，高脂血症及相关病症患者的心理活动特点主要表现为以下几个方面。了解这些特点能更有效地帮助高脂血症患者恢复健康。

情绪不稳定　患者生病之后，容易形成不良的心境，表现为情绪极不稳定，或焦虑，或易怒，或抑郁，或恐惧，或悲观。有的患者爱发脾气，甚至变得任性起来。男性可以为了一点小事就吵吵嚷嚷，女性多表现为抑郁哭泣。

疑虑心理　有的患者当见到医护人员低声说话时，就以为是在讨论自己的病情，觉得自己的病重了，甚至没救了；有的人对别人的好言相劝也半信半疑，甚至曲解别人的意思；有的人对服药打针也疑虑重重，担心误诊，担心服错了药，打错了针；有的人身体某部位稍有不适就胡乱猜想。一般说来，内向性格的人，病前疑心较重的人，易受消极暗示的人和心理疾病患者等，疑虑较重。

依赖心理　一个健康人一旦生了病，就会意志减弱，被动依赖性增加。此时，患者容易变得被动、顺从、依赖，情感脆弱、甚至带点幼稚的色彩，有的人表现出早年的退化性行为，只要亲人在场，本来可自己干的事也让别人做。一向意志和独立性很强的人，此时，主见力和自信心也表现不足了。在养病过程中，他们的依赖感和归属感增强，希望得到更多人的关心和帮助，或希望有更多的亲友探望，否则就会感到孤独失助。

自怜心理 这是患者所表现出的一种无能为力，无可奈何，悲哀而又怜悯自己的情绪状态。这种情绪往往发生于患有预后不良或病情危重的患者身上。这类患者由于自我价值感的丧失，自信心降低，认为他对所处环境已失去控制力，周围人对他的需求也是无能为力，因而失去了生活的勇气。这是与期待心理相反的消极的心理状态，医护人员要努力运用心理治疗、心理护理方法改变患者这一消极心态。否则，它对治疗疾病是极为有害的。

期待心理 患者都希望获得同情和支持，期待着病情迅速康复，更期望能够生存下去。那些期望水平较高的患者，往往把家庭的安慰、医护人员的鼓励视为病情减轻、甚至是即将痊愈的征兆。当病情加重时，又期待着病重过后即将出现的好转。当已进入危重期，也期待着有起死回生、转危为安的可能。期待心理对患者说来，是一根渴望生存的精神支柱，一种积极的心理状态，客观上对治疗和康复是有益处的。

孤独心理 一个人生病以后，离开了工作单位和家庭，住进了医院病房，这时所接触的人少了，或周围接触的都是陌生人，或接触的时间极其短暂，这样就加重了患者的孤独感。总希望别人陪伴，说几句话，以得到心理上的宽慰。

自尊心理 患者非常重视别人对他的态度，具有比平常人更为敏感的自尊心。人生病以后，不能为社会创造价值，个人在社会上的地位也有所动摇，自我价值感受到挫伤，自尊心也不同程度地因失落感而受到伤害。对于患者说来，自尊是不愿屈服于疾病的自强心理，是热爱生活、与疾病作斗争所必须的积极的意志品质，应当得到支持和受到保护。

主观感觉异常 患者主观感觉异常表现在对事物的过份敏感。他们不仅对声、光、味等外界刺激很敏感，如怕嘈杂音和畏光等，对自己的体位、姿势，甚至心跳、呼吸等也十分关注，有时觉得枕头低，有时觉得被子沉。由于病情迁延，治疗需要一定过程，有度日如年之感。久卧病床者，会出现空间知觉异常，甚至会有床铺在摇晃的感受。

 ## 如何对高脂血症患者进行心理治疗

高脂血症是可以防治的，患者不应有过重的心理负担。

高脂血症及相关患者的消极情绪对疾病的康复极其不利，所以在进行心理调护时必须给予重视。恐惧是由某种危险情景引起的情绪。一般强度的恐惧对身体危害不大，强烈的恐惧会给人带来有害的影响。为克服这种恐惧情绪，医护人员应给患者有力的心理支持，在患者可能产生恐惧情绪前，向患者介绍情况，使他有充分的心理准备。同时给患者以积极暗示，应以和蔼、耐心的态度对待患者，表现出权威和尊严，使患者对医护人员有信赖感。高脂血症患者的焦虑情绪因人而异。由于其心境持续地处于焦虑状态之中，典型表现为长吁短叹，愁眉不展，坐立不安，似乎将灾难临头。有的反复诉说内心的不祥预感；有的自我沉思、楞神，默默抑制痛苦的心情；有的自暴自弃，拒绝服药治疗。解除患者的焦虑情绪，首先要主动接近患者，进行有技巧的谈话，查明原因；其次要向患者介绍有关知识，增强对医院的信赖，增强康复信心；第三，进行一定的休闲娱乐活动，从事一些力所能及的劳动，以解除无聊感，分散注意力；第四，引导患者适当发泄，倾诉积郁，医护人员应耐心、敏锐地观察，减轻患者的心理压力。

医护人员在患者信赖的基础上，要及时向患者反馈各种医疗信息，以增强患者治疗的信心。在沟通中要注意患者接受信息的情况，避免产生误解。帮助患者树立生存的信心和勇气，调整患者的心态，重新寻找自我。向患者指出即使在痛苦中，也能发现生存的意义，人是能够承受痛苦、内疚、绝望和死亡的，关键是能正视它，战胜它，从而获得成功。缺乏生存意识是心理危机的中心问题，在干预的过程中，重建患者的人生观、价值观、责任感和使命感是核心任务。

小 贴 士

采用支持疗法，给予心理上的援助。具体做法是采取劝导、启发、鼓励、同情、支持、说服、消除疑虑、再度保证等方式来帮助和指导患者分析认识他所面临的问题，给予权威性的支持，使之增强抵御能力，适应环境。有时还可通过发泄或讨论，让患者把心中的不满、委屈等讲出来，使不良情绪得以缓解或消除。

✦ 如何调整高脂血症患者的饮食心理异常

人们都有这样的体验：在一定的日子里吃元宵、粽子、饺子、月饼、生日面条或蛋糕等食品时，特别有味道。这是因为这些食品已变成了联结情感的食品，具有特定的社会心理学含义。同样，人们爱吃鱼翅、年糕，或不吃猪肉等习惯，也不是从人体营养需要出发，而是从品尝稀少珍贵食品、图吉利、民族信仰等社会饮食心理需要决定的。在认为"能吃是福"的社会心理影响下，伴随着人民生活水平的不断提高，已经造就了越来越多的高脂血症患者。

人们对食物的态度，除了上述社会心理因素外，更多取决于个体心理因素。有人爱吃鱼，不爱吃蛋类；有人爱吃豆油，不爱吃花生油。这些习惯的形成大都由个体成长中环境影响或某种偶然原因造成而最终形成个体心理需要。高脂血症患者的个体心理特点往往是喜欢各种肉食，而且食用时从不节制。

针对高脂血症的个体和社会心理特点，给予适当的校正，有利于高脂血症的痊愈。调整办法如下：

★照顾患者饮食爱好和习惯的同时，告知过多进食高脂肪、高胆固醇饮食的不良后果，如高脂血症严重时会导致冠心病心绞痛或心肌梗死或半身不遂，大大降低生活质量，这样患者就能够进行很好的配合；

★照顾患者饮食爱好和习惯的同时，尽量鼓励患者多食用能够降低血脂的食品，如蔬菜、水果、鱼类等含胆固醇较低的海洋动物和植物，反复向患者宣传营养与疾病的关系及饮食与疾病的关系，逐渐端正饮食习惯。

 如何对中年高脂血症患者进行心理调护

中年人世界观已经成熟，情绪较稳定，对现实具有评价和判断的能力，对挫折的承受能力较强。对中年患者的心理调护，一定要运用成人对成人的人际关系模式，尊重患者的各种权利。在任何时候，都不应把患者置于被动的、象孩子一样的、不能自立的角色中。或只因为自己是医务工作者，便在患者面前表现得无所不知。认为自己总比患者知道得多，总能为患者做最好的选择。其实，疾病的真正体验者是患者，从某种意义上说，他们才是权威。评价心理调护的标准不是看做了哪些工作，而是看工作对患者的效果，即患者在认识上、情感上、行为上所发生的变化。医务工作者的责任是客观地、实事求是地提供关于各种选择的信息，使患者在知情的基础上做出最佳的选择。劝导他们真正接纳疾病，并认真对待，使他们认识到治疗疾病是当务之急，身体恢复健康是家庭和事业的根本。在日常交谈中，可有意识地给他们介绍一些不耐心治疗而使疾病长期迁延的实例，引起他们对高脂血症的重视。

高脂血症患者疾病好转期如何进行心理调护

高脂血症患者即将从单调的病房生活转变到健康人的生活环境中去，而疾病的康复需要一段过渡时期，患者出院后仍需要进行一些简单的治疗或调理，因此，他们可能在欣慰之余，又产生如下的忧虑：担心疾病恢复不彻底而迁延不愈；或怕疾病反复，要求晚出院；或怕自己的体力胜任不了原来的工作等等。

在患者住院期间，应有意识地了解其出院后关注的问题，在系统评估的基础上，制定出院指导计划。做好各方面的准备，以确保患者出院后治疗和护理的连续性，这样才能确保没有后顾之优。对恢复良好的患者，首先用实事求是的态度向患者说明情况，告知高脂血症防治是一项长期持久的任务，尽力给患者以心理支持和鼓励，使之保持目前的生活方式。出院前，应帮助制定切实可行的目标，比如，中风患者肢体活动的恢复是循序渐进的，目标如不可及，会使患者失去希望。还要同时做好患者家属的工作，使家属更多地爱护患者，提供帮助。在制定出院计划时，应有家属的参与，家属往往能从不同的角度反映问题，同时由于患者回归生活后，要和家人生活在一起，因此家人的关心也是必不可少的。

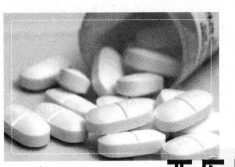
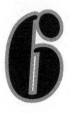

西医防治高脂血症

高脂血症的治疗原则是什么

血脂是血液中所含类脂质的总称。血脂中主要包含胆固醇、三酰甘油（即中性脂肪）、磷脂、脂肪酸等。血脂增高叫高血脂，但在临床高血脂常用作高脂血症。高脂血症是一种常见病症，在中老年人当中发病率很高。它可引起动脉粥样硬化，乃至冠心病、脑血栓、脑出血等，危及生命。因此，高脂血症不仅是血脂高一点，其严重性绝对不能忽视。要避免高脂血症的危害，主要有以下三大防治原则。

建立良好的生活习惯　戒烟、戒酒，加强体育锻炼，选择适合于自己的轻中度体育活动，劳逸结合，解除各种思想顾虑，心情舒畅，以静养生。

运用饮食疗法　要限制高胆固醇食物的过多摄入，如动物脂肪、动物内脏、奶油、贝类动物。饮食结构应合理调配，其比例为，蛋白质 15%、脂肪 20%、碳水化合物 65%。还要补充优质蛋白质，多吃新鲜蔬菜并适当进食水果。可多吃茄子、洋葱、山楂、西红柿、豆制品、大豆、玉米、核桃和牛奶等。

对病情严重，血脂过高，饮食控制不理想的患者要采用药物调脂　调脂药物的品种很多，如消胆胺、烟酸肌醇脂、多烯康、月见草油、必调脂、安妥明以及诺衡等。很多调脂药物多需要一定剂量长期服用才能维持调脂效果，因此不可避免带来许多副作用，尤其对老年人更要慎用，患者应严格按医嘱服药。另外也可选择调脂保健药品服用，如γ-亚麻酸，它能有效地降低胆固醇和三酰甘油，不会破坏人体内的生理平衡，并且无副作用。

✦ 高胆固醇血症的治疗包括哪些方面

饮食中高饱和脂肪酸的摄入、高胆固醇的摄入、热量摄入与消耗失去平衡导致肥胖，是高胆固醇血症的三个主要饮食因素。改善饮食结构、控制体重、增加体育锻炼是治疗高胆固醇血症最基本的措施。

◆饮食疗法就是通过降低饮食中饱和脂肪酸和胆固醇的摄入，即降低外源性脂质的摄入和恢复热量平衡来降低发生冠心病的危险性，同时促进饮食健康的一种治疗方法。

◆运动疗法可以增加热量的消耗，有助于减轻体重，同时降低血清总胆固醇和三酰甘油水平以及低密度脂蛋白-胆固醇和极低密度脂蛋白-胆固醇水平，并且还能升高高密度脂蛋白-胆固醇水平。减轻体重可以降低极低密度脂蛋白-胆固醇水平，提高高密度脂蛋白-胆固醇水平。减轻体重与低盐饮食、低饮酒相结合，可以降低血压，改善葡萄糖耐量，从而降低发生冠心病的危险性。

◆未患冠心病，但具有两种以上冠心病危险因素的成年患者，若饮食治疗效果不佳，并且低密度脂蛋白-胆固醇处于高危水平，即>4.2 mmol/L，应采取药物治疗，使低密度脂蛋白-胆固醇降低至<3.4 mmol/L。低密度脂蛋白-胆固醇>4.2 mmol/L的成年患者，也应采取综合治疗，使低密度脂蛋白-胆固醇降低至<3.4 mmol/L。对于有冠心病或其他动脉粥样硬化病的患者，经饮食治疗后低密度脂蛋白-胆固醇仍然>3.4 mmol/L也应采取药物治疗，使低密度脂蛋白-胆固醇降低至正常范围。

高三酰甘油血症的治疗包括哪些方面

同高胆固醇血症的治疗一样，高三酰甘油血症的患者也应该改变饮食结构、控制体重、戒烟、参加体力活动。

在饮食方面，应该减少饱和脂肪酸和胆固醇的摄入，限制饮酒。每日摄入的脂肪应控制在总热量的30%以下，其中饱和脂肪酸控制在7%以下。对高三酰甘油血症患者而言，少量饮酒也可以导致血清三酰甘油水平的明显升高。因此，饮酒必须严格限制。同时应该注意的是，饮食中碳水化合物含量明显增加也会升高血清三酰甘油水平，而且会降低高密度脂蛋白-胆固醇水平。

肥胖时，机体对游离脂肪酸的动员利用减少，血中游离脂肪酸水平上升，导致血清中三酰甘油水平升高，而减轻体重可以使肥胖患者血清三酰甘油水平下降。

糖尿病患者常合并高三酰甘油血症，积极治疗糖尿病有助于降低血清三酰甘油水平。

运动和体力活动可以使血清胆固醇、三酰甘油、低密度脂蛋白-胆固醇和极低密度脂蛋白-胆固醇水平明显下降。因此，同高胆固醇血症患者一样，高三酰甘油血症患者也应进行长期、规律的体育锻炼，以维持减轻的体重。

小贴士

当血清三酰甘油水平升高合并有导致动脉粥样硬化的脂质紊乱如家族性复合型高脂血症时，应该采用药物治疗。在药物的选择方面，可以选用烟酸或烟酸的衍生物，如乐脂平。对血清三酰甘油水平极度升高的患者，使用纤维酸衍生物或烟酸治疗高三酰甘油血症，可以预防急性胰腺炎的发生。

药物治疗高脂血症应遵循什么原则

这个问题是很多患者可能会遇到的。事实上到目前为止，还没有一种药物能对高脂血症起到药到病除、一劳永逸的效果，临床上多数调脂药物需要维持一定剂量、长期服用才能起到保持降脂效果，而这样又不可避免地带来许多明显的副作用。因此药物治疗应当遵循以下原则。

对症下药 在医生指导下选择合适的药物，根据高血脂的病因及类别，选择疗效高、副作用小、适应证明确的药物。

联合用药 对于严重的高脂血症患者单用一种调脂药无效时，应考虑联合用药，并注意不同药物之间的相互作用问题。

积极治疗原发病 继发性高脂血症，在调脂的同时，应注意治疗引发血脂异常的原发病，才能标本兼治。

服药同时坚持饮食疗法和运动疗法 运动、饮食和药物疗法，是治疗高血脂的"三部曲"，缺一不可，只有互相配合才能起到好的疗效。

注意副作用 服药 1~3 个月应做血脂、肝肾功能检查，稳定后可每 3~6 个月复查一次，并视血脂水平调整药物剂量。老年人脏器功能有不同程度的退化，因此，更应当注意药物的副作用，如有异常，应考虑减低剂量或停药，并对异常指标追踪观察，直到恢复正常。

降血脂宜打持久战 高脂血症是一种慢性疾病，因此，治疗也是持久战，调脂药物原则上应当长期维持治疗。调整药物品种或剂量时应当在医生指导下进行，不宜自行调整药物。

是否所有高脂血症患者都要采用降血脂治疗

有下列危险因素中的两项应采取降血脂药物治疗：男性早发冠心

病或有家庭史、吸烟、高血压、高密度脂蛋白-胆固醇降低、糖尿病、肥胖、脑血管病变、周围血管病、胆固醇和低密度脂蛋白-胆固醇增高者。

怀孕或哺乳期妇女不宜使用降血脂药物。这是因为高脂血症引起的动脉粥样硬化是个慢性过程，所以妊娠期不用降脂药物，对治疗原发性高胆固醇血症的远期效果影响甚少；而且胆固醇及其生物合成途径的其他产物是胎儿发育的必需成分，包括类固醇和细胞膜的合成。他汀类降脂药物在降低胆固醇生物合成的同时，也减少了胆固醇生物合成通路的其他产物。所以孕妇服用这类降血脂药物可能有损于胎儿。

降血脂药物及其代谢产物是否经人乳分泌，目前还缺乏研究成果。由于许多药物经人乳分泌，而且因降脂药物有潜在的副作用，因此目前认为哺乳期妇女不宜服用降脂药物。

活动性肝炎的患者不宜使用降血脂的药物。因为这类降脂药物需要在肝脏代谢，因而可加重肝脏的损害。此外必须强调，并非所有的冠心病患者都适合进行降低胆固醇的治疗，70岁以上高龄的老年患者，慢性充血性心力衰竭、痴呆、晚期脑血管疾病或活动性恶性肿瘤的患者，都不宜采取降脂治疗。

高脂血症患者需长期服降血脂药吗

长期血脂增高可导致全身的动脉粥样硬化，促使冠心病的发生。血胆固醇越高，冠心病死亡的危险性越大。因此应降低血中胆固醇水平，尽量把它控制在正常的范围内。

在治疗方面，主要强调饮食治疗，药物治疗只是饮食治疗的补充，而不是替代。而是否需要长期服降血脂药，应视具体情况而定。

如尚无冠心病症状的高脂血症患者，首先要长期控制饮食，每月复查血脂一次，如果能达到正常范围，坚持饮食控制即可，不必服药。如正规控制饮食后，仍未达到降低血脂的目的，则需进行药物治疗，但由于药物有一定的不良反应，故应在医生的指导和监督下长期服用。当血脂调节到理想水平，应适当减少用药剂量，以长期小量维持治疗，而不应立即停药。这是因为血脂异常除有外界原因，如饮食、运动等，还有自身代谢、遗传等原因，它们在体内长期影响着血脂水平。

对于高脂血症的治疗正如高血压病、糖尿病的治疗一样，目前还需长期服药，有的甚至需终身服药。任何一种调脂药物，都没有"一劳永逸"的效果，一旦停药，血脂往往又反弹至治疗前水平。而长期坚持服药，近期疗效是血脂指标的改善，而远期疗效将是心脑血管疾病发生率、病死率的大幅度降低，所以长期服药是很有必要的。

✦ 治疗高脂血症的药物有哪几类

调节脂质代谢的药物品种繁多，但就其作用机制而言，不外乎干扰脂质代谢过程中的某一个或几个环节，比如减少脂类的吸收或者加速其分解及排泄，抑制肝内合成脂蛋白或者阻止脂蛋白进入血液，促进脂蛋白从血中清除，等等。从而达到降低、调整血脂的目的。

目前高脂血症的主要治疗药物分为以降三酰甘油为主的药物和以降胆固醇为主的药物。

降脂机制	药 物
以降三酰甘油为主	烟酸类:烟酸、烟酸肌醇脂、阿西莫司、烟胺羟丙茶碱; 安妥明类:氯贝特、利贝特、氯贝酸铝、双贝特、益多酯、苯扎贝特、菲诺贝特、吉非贝齐
以降胆固醇为主	胆酸螯合剂:考来烯胺、考来替泊、地维烯胺; HMG-CoA 还原酶抑制剂:洛伐他汀、普伐他汀、辛伐他汀、阿伐他汀、氟伐他汀

如何使用 HMG-CoA 还原酶抑制剂进行血脂的调节

HMG-CoA 还原酶抑制剂他汀类是一组新的降脂药，有洛伐他汀、美伐他汀、氟伐他汀及辛伐他汀等。

调脂机制 抑制 HMG-CoA 还原酶，使其活性降低，而该酶是体内胆固醇生物合成的限速酶；其活性降低，将导致胆固醇在体内合成减少，从而起到降低胆固醇作用；另外，本类药物可促进肝细胞表面低密度脂蛋白受体合成，这些特异的受体与低密度脂蛋白清除有关，低密度脂蛋白受体合成增加，极低密度脂蛋白及低密度脂蛋白清除率也增高；从而使胆固醇、三酰甘油也有一定程度的降低。服本类药物后，血清高密度脂蛋白-胆固醇水平可轻度升高，但其机制尚不清楚。

适应证 除家族性高胆固醇血症外的任何类型高胆固醇血症和以血清胆固醇水平升高为主的混合型高脂血症。

用法用量

洛伐他汀 又名美降脂、乐瓦停、洛之达、洛特、罗华宁。口服，每日 20 毫克，最大量每日 80 毫克。

普伐他汀 又名帕瓦停、替拉固、美百乐镇。口服，每日 20 毫克，最大量每日 40 毫克。

辛伐他汀 又名塞瓦停、舒降之。口服，每日 10 毫克，最大量每日 40 毫克。

阿伐他汀 口服，每日 10 毫克，最大量每日 80 毫克。

氟伐他汀 口服，每日 20 毫克，最大量每日 80 毫克。

不良反应 转氨酶、肌酸激酶、碱性磷酸酶水平轻度升高，2%~3%患者服药后出现胃肠功能紊乱、恶心、失眠、皮疹，偶见红斑狼疮、肌肉触痛、白内障；与烟酸、吉非贝齐、环孢素、雷公藤及环磷酰胺合用可引起横纹肌溶解症及肝肾功能损害；目前，西立伐他汀

（拜斯亭）因能诱发致死性横纹肌溶解症而撤出医药市场，在使用他汀类降脂药时应高度重视可能出现的严重副作用。

临床应用 因本类药降胆固醇的疗效呈剂量依赖性，除可明显降低血清胆固醇、低密度脂蛋白-胆固醇水平，也有一定降低血清三酰甘油的作用；降胆固醇作用美伐他汀和氟伐他汀较弱，洛伐他汀与普伐他汀相似，辛伐他汀疗效最好；但另有研究表明，阿伐他汀疗效似乎比其他已知的本类药物作用都强；临床应用最广的是洛伐他汀，如国产的洛之达、洛特、罗华宇，中药血脂康，其降脂的主要成分也是洛伐他汀；据国外报道，与其他 HMG-CoA 还原酶抑制剂不同，氟伐他汀能明显降低血清脂蛋白 A。

注意事项 ①严格按照医师处方服药，不可自行随意更改药物和剂量；②长期坚持不可中断，才能稳定调脂疗效，防治冠心病等心脑血管疾患；③初次服药 1~3 个月内复查血脂和肝肾功能等，长期治疗过程中也应定期检查以上项目，以便及时调整剂量，纠正不良反应；④同时坚持饮食治疗，培养良好的生活习惯；⑤这些药物都有一些不良反应，如引起恶心、厌食、转氨酶升高、肌肉疼痛等，所以服药前请详细阅读说明书，如有副作用应及时就医加以纠正，包括减量服药与停药。

✦ 如何使用胆酸螯合剂进行血脂的调节

目前临床应用的本类药物有考来烯胺、考来替泊及地维烯胺。

调脂机制 阻止胆酸或胆固醇从肠道吸收，促进胆酸或胆固醇随粪便排出，并促进胆固醇的降解，从而起到降低血清胆固醇的作用。

适应证 除纯合子家族性高胆固醇血症以外的任何类型的高胆固醇血症；对任何类型的高三酰甘油血症无效；对血清胆固醇与三酰甘油都升高的混合型高脂血症须与其他类型的降血脂药合用才奏效。

用法用量格

药　　物	用　　法
考来烯胺(消胆胺、胆苯烯胺)	每次 4~8 克，每日 1~3 次
考来替泊(消胆宁)	每次 10~20 克，每日 1~2 次
地维烯胺	每次 3~6 克，每日 1~2 次

不良反应　较常见的有便秘，还有恶心、嗳气、腹部胀满、胃部灼热感，但随时间延长可消失；干扰脂溶性维生素与其他许多药物的吸收，如叶酸、地高辛、华法林、普罗布考、贝特类、他汀类等；因此，若应在服本类药 4~6 小时后给予其他药服用。

临床应用　考来替泊药效及副作用基本与考来烯胺相似，但价格较便宜。地维烯胺临床应用不如以上两药广泛。近年由于 HMC-CoA 还原酶抑制剂显示出比其更强的降脂作用，已不再将其作为降胆固醇的一线药物。

 ## 如何使用烟酸类药物调节血脂

烟酸属水溶性 B 族维生素，当其用量超过作为维生素使用的剂量时，就有明显降脂作用，是治疗高脂血症最便宜的药物。

调脂机制　可有效地降低胆固醇、三酰甘油及低密度脂蛋白，它还有升高高密度脂蛋白-胆固醇作用，但机制不完全清楚。

适应证　除家族性高胆固醇血症及Ⅰ型高脂蛋白血症以外的任何类型的高脂血症。

用法用量　每次 1~2 克，每日 3 次；为减少服药反应，开始服药的 3~7 日内，可每次服 0.1~0.5 克，每日 4 次，以后酌情渐增至每次 1~2 克，每日 3 次。

不良反应　面红、皮肤瘙痒、食欲不振、恶心、胃肠胀气、腹痛和腹泻；偶见有高尿酸血症及急性痛风、斑疹、黑色棘皮病及轻度糖耐量减低等；长期大量服用时，应定期检查肝功能；消化道溃疡者禁用烟酸。

烟酸的衍生物有阿西莫司、烟酸肌醇酯和烟胺羟丙茶碱等。

阿西莫司 又名氧甲吡嗪、乐脂平，是烟酸衍生物。每次 0.25 克，每日 3 次，2 个月为 1 疗程。副作用轻微，尤其适用于血清三酰甘油水平明显升高、高密度脂蛋白–胆固醇水平明显低下，而胆固醇水平轻度上升或正常的糖尿病患者。

烟酸肌醇酯 口服吸收后水解成烟酸和肌醇，然后发挥作用。它能缓和与持久地扩张外周血管，改善脂质代谢，并有溶解纤维蛋白、溶解血栓和抗凝血作用。肌醇尚有抗脂肪肝的作用。用法为口服，每次 0.2~0.6 克，每日 3 次。

烟胺羟丙茶碱 又名烟酸占替诺、利邦芬特。饭后口服，每次 150 毫克，每日 3 次。

✦ 如何使用贝特类药物调节血脂

贝特类药物有氯贝特和近年发现的氯贝特衍生物如利贝特、氯贝酸铝、双贝特、益多酯、非诺贝特、吉非贝齐及苯扎贝特等。

调脂机制 使血中极低密度脂蛋白、三酰甘油、低密度脂蛋白–胆固醇及胆固醇的含量减少；另外，它还可通过抑制肝细胞对胆固醇的合成及增加胆固醇从肠道的排泄，使血中胆固醇含量减少。

用法用量

药　　物	用　　法
氯贝特（氯贝丁酯、安妥明、冠心平）	每次 0.25~0.5 克，每日 3 次
利贝特（新安妥明）	每次 50 毫克，每日 3 次
氯贝酸铝	每次 0.5 克，每日 3 次

（续表）

药　　物	用　　法
双贝特	每次 0.5 克，每日 3 次
益多酯（特调脂、洛尼特）	每次 0.25 克，每日 2~3 次
苯扎贝特（必降脂）	每次 0.2 克，每日 3 次
非诺贝特（力平脂、普鲁脂芬、适泰宁）	每次 0.1 克，每日 3 次
吉非贝齐（吉非罗齐、诺衡）	每次 0.2 克，每日 3 次

不良反应　少数患者可有恶心、腹胀和腹泻等胃肠道症状，长期服药可见一过性转氨酶升高，故肝肾功能不良者慎用。孕妇、哺乳期妇女及有生育可能的妇女应忌用此药。另外，氯贝特能增强华法林等抗凝药的作用，同时服用抗凝药时，应注意调整剂量。

临床应用　氯贝特适用于除 I 型高脂蛋白血症及家族性高胆固醇血症以外的任何类型高脂血症；实际上，该药对高三酰甘油血症及对以三酰甘油增高为主的混合型高脂血症更有效；氯贝特作为贝特类药的第一代，降脂作用弱，副作用强，近年来已不常用；第二代产品吉非贝齐、益多酯和苯扎贝特等，适应证与氯贝特相同，且副作用相似，而降脂作用更明显，且益多酯副作用明显小于氯贝特及苯扎贝特和吉非罗齐；其中吉非罗齐主要适用于 Ⅲ 型高脂血症；非诺贝特为第三代苯氧乙酸类降脂药，已成为国外治疗高脂血症首选药。

如何使用不饱和脂肪酸类药物调节血脂

不饱和脂肪酸制剂，临床常用的有月见草油及海鱼油。月见草油属亚油酸和亚麻酸制剂，而海鱼油为 ω-3 脂肪酸。ω-3 脂肪酸主要为二十碳五烯酸和二十二碳六烯酸，以海鱼油中含量最为丰富。

调脂机制　海鱼油调节血脂的机制尚不完全清楚；它可能抑制了

肝内脂质及脂蛋白的合成，促进胆固醇从粪便中排出，减少肝脏对极低密度脂蛋白的合成并降低乳糜微粒水平；因而使三酰甘油水平降低；另外，它还能扩张冠状动脉，减少血栓形成，延缓动脉粥样硬化的进程，减低冠心病的发病率。

适应证 高胆固醇血症、高三酰甘油血症及混合型高脂血症。

用法用量

▲月见草油胶丸 口服，每次 1.5~2.0 克，每日 2 次。

▲多烯康胶丸 口服，每次 1.8 克，每次 3 次。

▲脉乐康 口服，每次 0.45~0.9 克，每日 3 次。

▲鱼油烯康 每粒 0.25 克，口服，每次 4 粒，每日 3 次。

不良反应 海鱼油制剂常见副作用为鱼腥味所致的恶心。游离脂肪酸型海鱼油制剂，长期服用易发生胃肠道出血；有出血倾向的患者忌用海鱼油制剂。

临床应用 海鱼油制剂降三酰甘油的作用要强于降胆固醇，而亚油酸制剂和多烯康均能降低血中三酰甘油和胆固醇，但以降低胆固醇为主。

✦ 还有哪些药物具有调节血脂作用

除了以上药物外，具有调节血脂作用的药物，还有普罗布考、泛硫乙胺、弹性酶等。

▲**普罗布考** 属有效抗氧化剂，具有中等强度降低总胆固醇作用，可抑制动脉粥样硬化斑块的形成。从 1977 年在美国首次上市以来，主要作为降血胆固醇及抗动脉粥样硬化药应用于临床，是一种很强的抗氧化剂。

调脂机制 促进低密度脂蛋白的分解代谢，增加胆固醇转运和从胆酸排出。减少肠对胆固醇的吸收，抑制体内胆固醇的合成，使胆固醇水平降低。升高血浆高密度脂蛋白水平，以利于胆固醇从病变动脉壁清除。

适应证　高胆固醇血症和高低密度脂蛋白–胆固醇血症。

用法用量　口服，每次 0.5 克，每日 3 次。

不良反应　少数患者有消化道反应及头痛。严重不良反应是心电图 Q–T 间期延长，有室性心律失常及 Q–T 间期延长者忌用。

临床应用　①对于原发性Ⅱ型高脂蛋白血症患者、家族性高胆固醇血症及非家族性高胆固醇血症患者，均可显著地降低总胆固醇及低密度脂蛋白–胆固醇水平，其强度略弱于胆汁酸结合树脂类和 HMG–CoA 还原酶抑制剂类，但与它们联合用药则优于任何单独用药。对继发于肾病综合征或糖尿病的患者也有效；②抗主动脉及冠状动脉粥样硬化和抗经皮冠状动脉腔内成形术（PTCA）再狭窄作用明显强于洛伐他汀、普伐他汀和考来烯胺等。

▲泛硫乙胺　泛硫乙胺的分子结构是辅酶 A 的组成部分。

调脂机制　促进血脂的正常代谢，加速脂肪酸的氧化，抑制过氧化脂质的形成及血小板聚集，能明显降低血浆中的胆固醇和三酰甘油，还能防止胆固醇在血管壁的沉积。

适应证　高胆固醇血症、高三酰甘油血症及混合型高脂血症、合并糖尿病的高脂血症。

用法用量　口服，每次 0.2 克，每日 3 次。

不良反应　可有轻微腹泻、食欲不振、腹胀等反应。

▲弹性酶　弹性酶是由胰脏提取或由微生物发酵产生的一种易溶解的弹性蛋白酶。

调脂机制　阻止胆固醇的合成，促进胆固醇转化成胆酸，从而使血清胆固醇水平下降。

适应证　Ⅱ型和Ⅳ型高脂血症，尤其是Ⅳ型高脂血症，以及脂肪肝的防治。

用法用量　口服，每次 10~20 毫克，每日 3 次；或肌注，每次 15

毫克，每日 1 次。

不良反应　无明显不良反应。

高脂血症如何采用药物治疗

　　轻、中度胆固醇升高时，既可选用低剂量 HMG–CoA 还原酶抑制剂，也可选用弹性酶、泛硫乙胺、烟酸类、非诺贝特及吉非贝齐。严重的高胆固醇血症，如家族性高胆固醇血症或继发于肾病综合征的严重的高胆固醇血症则应选用胆酸螯合剂、HMG–CoA 还原酶抑制剂，或两类药联用。非继发于糖尿病者也可用烟酸，或烟酸与胆酸螯合剂联用。纯合子家族性高胆固醇血症可首选普罗布考。

　　● 高三酰甘油血症患者可选用贝特类、烟酸类或海鱼油制剂。继发于糖尿病患者，可选阿西莫司、非诺贝特及苯扎贝特。伴有血凝倾向患者可选非诺贝特及苯扎贝特。

　　● 混合型高脂血症以胆固醇增高为主者，可选用 HMG–CoA 还原酶抑制剂等；以三酰甘油增高为主者，可选用贝特类、烟酸类及泛硫乙胺。

低高密度脂蛋白血症如何采用药物治疗

　　孤立性低高密度脂蛋白–胆固醇血症的治疗目前尚无定论，有待进一步临床研究，临床常见的是伴低高密度脂蛋白–胆固醇血症。

　　低高密度脂蛋白–胆固醇血症常见于肥胖、吸烟、缺乏运动的人，因此，对于高密度脂蛋白–胆固醇水平降低者，首先应强调以公共卫生措施为主的一线治疗，即锻炼身体、戒烟、减肥。运动锻炼可以有效地提高血清高密度脂蛋白–胆固醇水平。其次应治疗引起高密度脂蛋白–胆固醇水平降低的原发疾病，如肾病综合征、糖尿病等。

常用调节血脂药物中，烟酸升高高密度脂蛋白-胆固醇的效果较为明显，另外大多数贝特类药物也有升高高密度脂蛋白-胆固醇的作用。当冠心病患者低密度脂蛋白-胆固醇水平增高伴低高密度脂蛋白-胆固醇血症，需采用降脂治疗时，应该选用能升高高密度脂蛋白-胆固醇的药物，例如烟酸。如果患者不能耐受烟酸的副作用，还可以选用他汀类药物，这类药物有轻度升高高密度脂蛋白-胆固醇的作用。高三酰甘油血症伴低高密度脂蛋白-胆固醇血症需要治疗时，也应首选烟酸。孤立性低高密度脂蛋白-胆固醇血症伴高血压存在时，不宜选用能降低高密度脂蛋白-胆固醇的药物，如 β 受体阻滞剂，而应选用不影响高密度脂蛋白-胆固醇水平的药物，如血管紧张素转换酶抑制剂、长效钙拮抗剂。

孤立性低高密度脂蛋白-胆固醇血症而无其他血清脂质异常时，不推荐使用升高高密度脂蛋白-胆固醇的药物作为冠心病的一级预防用药。

✦ 糖尿病伴高脂血症患者怎样选择调节血脂的药物

胰岛素依赖型糖尿病（IDDM，1 型）和非胰岛素依赖型糖尿病（NIDDM，2 型）都是诱发冠心病的危险因素。男性糖尿病患者患冠心病的可能性较非糖尿病患者增加 3 倍，而女性可能增加更多。糖尿病患者血清脂质代谢障碍的特点是血清三酰甘油水平升高和高密度脂蛋白-胆固醇水平降低，而总胆固醇和低密度脂蛋白-胆固醇水平正常或轻度升高。

糖尿病和高脂血症均增加了罹患冠心病的危险性，因此对糖尿病和高脂血症均应加强治疗。对所有糖尿病患者，应降低低密度脂蛋白-胆固醇至<3.4mmol/L 的水平；对于有明确冠心病的患者，应降低低密度脂蛋白-胆固醇至< 2.6mmol/L 的水平。烟酸的衍生物阿西莫司

可以降低血清三酰甘油和胆固醇水平，升高血清高密度脂蛋白-胆固醇水平，并可以改善糖耐量，可用于糖尿病伴高脂血症患者的治疗。

当糖尿病合并血清总胆固醇水平升高，而血清三酰甘油水平正常或临界增加时，可以选用他汀类降脂药物如普伐他汀、辛伐他汀。他汀类降脂药物除了可以明显降低糖尿病患者血清低密度脂蛋白-胆固醇水平和中等度降低极低密度脂蛋白-胆固醇、三酰甘油水平外，还有中等度升高高密度脂蛋白-胆固醇的作用。

小 贴 士

胆酸螯合剂如考来烯胺和降脂宁，虽然可以降低糖尿病患者血清低密度脂蛋白-胆固醇水平，但是却会升高血清三酰甘油水平，故不宜选用这类药物。此外，由于烟酸可以使糖耐量恶化，不利于糖尿病的控制，也不宜选用。

高血压病伴高脂血症患者怎样选择调节血脂的药物

高胆固醇血症和高血压病，常常是相互伴发的两种疾病。在美国有一项针对 100 万例高血压患者的调查发现，40%的高血压病患者血清总胆固醇水平大于或等于 6.2mmol/L，而血清总胆固醇水平大于或等于 6.2mmol/L 的高胆固醇血症患者中，46%的患者有高血压病。血压越高，罹患冠心病的危险性越大。血清总胆固醇水平的升高，对高血压病患者罹患冠心病的危险性起协同增加作用。降低血压和血清总胆固醇水平，就可以减少这种危险性。

胆酸螯合剂、烟酸及其衍生物、纤维酸衍生物以及他汀类降脂药物均可以用于高脂血症伴高血压患者的治疗。但是，应注意这些降脂药物与抗高血压药物之间的相互影响。

★胆酸螯合剂可以减少噻嗪类利尿剂和普萘洛尔的吸收。因此，这些降压药必须在服用胆酸螯合剂前 1 小时或服用后 4 小时才能服用。

★烟酸可以加强抗高血压药物的血管扩张作用而引起血压下降，应予以注意。

★纤维酸衍生物对某些肾功能衰竭的患者可能引起肌病，因此，服用纤维酸衍生物的剂量要小，并且经常随访患者。

★他汀类降脂药物与抗高血压药物之间没有特别的相互作用，可以用于高脂血症伴高血压患者的治疗。

★此外，多烯康、鱼油降脂丸等降脂药物与抗高血压药物之间也没有特别的相互作用，也可用于高脂血症伴高血压患者的降脂治疗。

慢性肾功能减退伴高脂血症患者怎样选择调节血脂的药物

因患慢性肾功能减退而做血液透析或肾移植的患者，常常伴有脂质代谢的紊乱。高三酰甘油血症和低高密度脂蛋白-胆固醇血症是慢性肾功能减退和血液透析患者最常见的脂质代谢异常。肾移植患者也可出现高胆固醇血症和高三酰甘油血症。如果这些患者合并冠心病的其他危险因素，如高血压病、糖尿病、吸烟等，那么他们发生冠心病的概率相当高。

降血脂药物中的纤维酸衍生物和他汀类对慢性肾功能减退的患者有诱发严重肌病的危险性，使用时应予以注意。

肾病伴高脂血症患者怎样选择调节血脂的药物

蛋白尿（尿蛋白定量高于 3.5 克/日）、血浆白蛋白降低（血浆白蛋白低于 30g/L）、浮肿是肾病综合征的临床表现。肾病综合征在肾小球疾病中较为常见。对肾病综合征的治疗是否得当直接影响患者的预后。

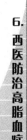

肾病综合征患者最常发生高胆固醇血症，主要表现为低密度脂蛋白-胆固醇的升高。轻度患者血清三酰甘油水平可以正常，仅表现为血清胆固醇水平升高，中度的患者除血清胆固醇水平升高外，三酰甘油水平也升高。一般来说，血清总胆固醇水平增高程度常与血清白蛋白含量成反比。

当血清白蛋白含量低于 20g/L 时，可以出现严重的高胆固醇血症。但是，严重的患者（血清白蛋白含量低于 10g/L），血清胆固醇含量增高反而不明显，而主要表现为重度高三酰甘油血症。其原因可能与脂蛋白脂酶活性降低有关。

研究表明，肾性脂质代谢障碍会增加罹患冠心病的危险性。因此，如果高脂血症持续存在，在对肾病综合征采取特殊治疗的同时，也应该使用能降低胆固醇的降脂药物。其中，他汀类降脂药物如普伐他汀、辛伐他汀应作为首选药物。

甲状腺功能减退伴高脂血症患者怎样选择调节血脂的药物

甲状腺素对血清脂质代谢，特别是胆固醇的代谢，有着重要的影响。甲状腺素可以使血清中胆固醇和低密度脂蛋白-胆固醇含量下降，而使高密度脂蛋白-胆固醇的含量升高。甲状腺功能亢进时，胆固醇的分解代谢明显加快，导致血清中总胆固醇水平明显降低。与此相反，甲状腺功能减退时，则胆固醇的分解代谢明显减慢，从而导致血清中总胆固醇和低密度脂蛋白-胆固醇水平的明显升高，其中主要为低密度脂蛋白-胆固醇水平的升高。由于低密度脂蛋白-胆固醇水平的升高，甲状腺功能减退的患者容易患冠心病。

因此，甲状腺功能减退的患者，在补充甲状腺激素治疗的同时，也应进行降低低密度脂蛋白-胆固醇的降脂治疗。他汀类降脂药物如普伐他汀、辛伐他汀有很强的降低低密度脂蛋白-胆固醇的作用，可以选用这类药物。

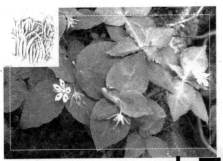

7

中医防治高脂血症

 中医如何认识高脂血症

　　中医认为，膏脂虽为人体的营养物质，但过多则会形成高脂血症。凡导致人体摄入膏脂过多，以及膏脂转输、利用、排泄失常的因素均可使血脂升高，其病因有以下几点。

　　饮食失当　饮食不节，摄食过度，或恣食肥腻甘甜厚味，过多膏脂随饮食进入人体，输布、转化不及，滞留血中，因而血脂升高。长期饮食失当，或酗酒过度，损及脾胃，健运失司，致使饮食不归正化，不能化精微以营养全身，反而变生脂浊，混入血中，引起血脂升高。前者为实证，后者为虚中夹实证，这是二者的不同之处。

　　喜静少动　生性喜静，贪睡少动；或因职业工作所限，终日伏案，多坐少走，人体气机失于疏畅，气郁则津液输布不利，膏脂转化利用不及，以致生多用少，沉积体内，浸淫血中，所以血脂升高。

　　情志刺激　思虑伤脾，脾失健运；或郁怒伤肝，肝失条达，气机不畅，膏脂运化输布失常，血脂升高。

　　年老体衰　人老则五脏六腑皆衰，以肾为主：肾主五液，肾虚则津液失其主宰；脾主运化，脾虚则饮食不归正化；肝主疏泄，肝弱则津液输布不利，三者皆使膏脂代谢失常，引起血脂升高。若房劳过度，辛劳忧愁，也可使人未老而先衰。

体质禀赋 父母肥胖，自幼多脂，成年以后，形体更加丰腴，而阳气常多不足，津液膏脂输化迟缓，血中膏质过多。或素体阴虚阳亢，脂化为膏，溶入血中，血脂升高。

消渴、水肿、胁痛、黄疸、症积等病证不愈 消渴证基本病机属阴虚燥热，由于虚火内扰，胃热杀谷，患者常多饮多食，但饮食精微不能变脂而贮藏，人体之脂反尽溶炎膏，混入血中，导致血脂升高。水肿日久，损及脾肾，肾虚不能主液，脾虚失于健运，以致膏脂代谢失常。胁痛、黄疸、症积三者皆属肝、胆之病，肝病气机失于疏泄，影响膏脂的敷布转化，胆病不能净浊化脂，引起血脂升高。

中医对高脂血症如何辨证分型

辨证施治是中医理论与临床诊治的精髓，用中医传统理论对高脂血症进行辨证和治疗，可以提高临床疗效。近20多年来，中医药防治高脂血症的工作普遍开展，并通过实践发现了不少具有调脂作用的单味中草药、药食兼用品，不少常用食物对人体也有较好的保健调理功效。现代医学研究与传统医学研究结合形成的食药兼顾、以食为主的高脂血症饮食疗法，与体育运动和针灸等配合治疗，已获得了可喜的成果，且日益受到群众的欢迎和国内外医学界的重视。中医药现代临床应用治疗高脂血症的研究进展很快，辨证分型方法很多。根据临床常见，可分以下六型：脾虚湿盛型、湿热内蕴型、肝火炽盛型、阴虚阳亢型、气血瘀滞型和肝肾阴虚型。现将高脂血症的中医分型概要介绍如下：

脾虚湿盛型 临床主症有面色淡黄，体型丰满，四肢倦怠，头身沉重，眼睑虚浮，或下肢浮肿，腹胀食少，咳嗽有痰，大便溏不成形，舌质淡，苔白腻或白滑，脉滑；

湿热内蕴型 临床主症有面色无华，烦渴口干，渴而不欲饮，或饮下不适，脘腹痞闷，腹大浮肿，身体困重，便干或便溏而有恶臭，舌红苔黄腻，脉濡数或滑数；

肝火炽盛型 临床主症有面红目赤，口苦烦躁，胸胁胀满，小便黄赤，大便干燥，舌红苔黄，脉弦数；

阴虚阳亢型 临床主症有头晕目眩，耳鸣，失眠多梦，肢体麻木，口渴，舌质红，苔黄，脉弦；

气血瘀滞型 临床主症有胸闷气短，或见心前区疼痛，胸闷不舒，舌质紫暗有瘀点或瘀斑，脉弦；

肝肾阴虚型 临床主症有年老体迈，眩晕耳鸣，消瘦口干，腰膝酸软，肢体麻木，舌红少苔或无苔，脉细弱。

中医认为，血脂升高，总由膏脂摄入生成过多，转化利用不及，排泄障碍所致，根本原因在于脏腑功能失调。血脂过高的主要危害是变生痰浊，瘀阻脉道，损及内脏。饮食不归正化、津液输化失常，遂引发本证，其病在脾、肝、肾。中医历来有"肥人多脂"、"肥人多痰"的理论，痰浊既生，若气血和畅，津液流行，尚可生而后化，如痰浊久积不去，日久入络，可以成瘀。特别是血中膏质过多，常使血行滞涩，继则浸淫脉膜，聚集成痰，留而成瘀，造成痰瘀互结，痹阻血络，必然影响气血的运行、津液的敷布和五脏的调和，从而发生诸多病变。若脑络被阻，则为眩晕、头痛，甚则脑卒中；心络被阻，则生胸痹、心痛、心悸；肢体络脉被阻，则有肢体麻木不仁等症；肝络被阻，则有胁痛痞块形成。因此，痰瘀又作为第二病因进一步造成血脂升高，导致疾病的演变、发展。另外，湿痰还可以化热、生风，造成种种变端。本病多进展缓慢，预后视其并发症的严重程度而定，后期重症患者，可并发真心痛（心绞痛、心肌梗死）和脑卒中等，甚至危及生命。

小 贴 士

　　对于高脂血症的治疗，中医认为，宜从饮食宜忌、生活调摄、药物治疗等方面采取综合措施，方可取得较好效果。调脂是诸多治疗方法的共同点，但血脂升高常常只是人体内脏功能失调的表现之一，所以应针对不同的病机变化，分清标本虚实、脏腑病位，进行整体辨证施治，以提高调脂效果。

✦ 中药治疗高脂血症的机制是什么

　　中药中有降脂作用的草药很多，总的来说它们从 3 个方面起作用。

　　抑制胆固醇吸收　泽泻等含有三萜类化合物，能影响脂肪分解，使合成胆固醇的原料减少，从而具有降血脂、防治动脉粥样硬化和脂肪肝的功效。豆类、蒲黄、海藻等多含有谷甾醇、豆甾醇、菜油甾醇等植物甾醇。植物甾醇与动物性固醇的化学本质是一样的，因而可以在肠道进行竞争，从而减少胆固醇吸收。何首乌、草决明、大黄含有能促进肠蠕动、导致轻泻的酮类化合物。植物药中含的纤维素、琼脂、果胶等能减少胆固醇吸收。番茄果胶能加速食物通过消化道，减少胆固醇吸收。

　　调节血脂代谢　人参对人体许多功能具有双向的调节作用，能调节多种组织细胞中的环磷腺苷的含量，环磷腺苷可以促进脂类分解代谢，减少脂质在血管壁内的沉积。灵芝则通过抑制脂质的结合转化作用，使血脂降低。首乌不仅能抑制胆固醇的吸收，还能阻止脂质在血清中滞留或渗透到动脉壁中去。蜂王浆、泽泻均能提高高密度脂蛋白的水平，促进胆固醇的转运和清除。

　　促进胆固醇的排泄　胆固醇被脂蛋白转运到肝脏后，90%转化成胆汁酸，排入肠道，其中大部分被重吸收（这一过程叫肝肠循环），小部分随粪便排泄出体外。柴胡、姜黄、茵陈等均有增加胆汁排泄的功效。

螺旋藻能调脂吗

螺旋藻，为颤藻科藻类植物螺旋藻的全体。螺旋藻的营养成分非常丰富，几乎含有人类从自然界获得食物的全部营养成分。

研究发现，螺旋藻具有降血脂作用。螺旋藻所含的植物性脂肪中，80%为不饱和脂肪酸，同时含有生物活性物质——螺旋藻多糖和γ亚麻酸等成分。不饱和脂肪酸在体内能降低胆固醇；γ亚麻酸在血液中与胆固醇接触后，能使胆固醇溶解而从动脉硬化的蚀斑中溶出，将胆固醇带回肝脏后排出体外，并使血管保持清洁通畅。而且，γ亚麻酸是一种人体必需的脂肪酸，能参与人体多种基本生理过程，其中包括调节血脂等功能。日本琦玉区大竹本和夫教授、女子荣养医科大学岩田多子教授对高脂血症患者作胆固醇负荷试验，发现螺旋藻制剂能抑制血中胆固醇上升，能使高密度脂蛋白胆固醇上升，并抑制低密度脂蛋白胆固醇和血中、肝中胆固醇上升，其主要有效成分是脂溶性组分（如磷脂质、糖脂质等）。岩田多子教授对高脂血症患者作果糖负荷试验表明，螺旋藻能抑制血中、肝中中性脂肪上升（血中脂肪酸活性上升），螺旋藻（SPL）水溶性组分能抑制血中胆固醇上升。国内多家医疗单位对螺旋藻制剂进行了大量的临床研究，均证实螺旋藻在降低血脂、预防高脂血症、防止动脉粥样硬化方面的保健功效显著，并对肝肾功能无损伤，建议在临床推广应用。

小 贴 士

据报道，日本有学者对30名高胆固醇、轻微高血压病的男性作临床观察，在食用螺旋藻8个星期后，其血清胆固醇、三酰甘油均有所降低，且其皮下多余的脂肪也有所减少，此项观察是在保持原有饮食状况下进行的。德国的研究人员发现，服用螺旋藻的高脂血症患者在胆固醇降低的同时，体重也同时有所下降。

绞股蓝能调脂吗

现代研究表明，绞股蓝能降血脂、降血压、增加冠脉和脑血流量，在防治动脉粥样硬化症、高血压病、冠心病、脑卒中、糖尿病以及肥胖症等方面疗效显著。动物实验发现，0.5%、0.25%绞股蓝水提取物对大鼠血清和肝脏总胆固醇、三酰甘油都有明显的降低作用。实验小鼠喂养高糖高脂饲料 7 周，引起肥胖、脂肪肝和体内脂肪沉积，而饲料中添加绞股蓝总皂苷 1g/kg 时，上述症状可明显降低或接近正常组水平。绞股蓝总皂苷按每千克以 200 毫克量灌胃给高脂小鼠、大鼠，连续 7 天，有显著降低血清总胆固醇（TC）含量的作用，这种作用与 750mg/kg 剂量的安妥明相当。绞股蓝总皂苷能显著降低低密度脂蛋白（LDL）和极低密度脂蛋白 （VLDL）含量，升高高密度脂蛋白（HDL）和 HDL/LDL 的比值。临床研究中，用绞股蓝冲剂对 42 例高脂血症患者治疗 1 个月，血清胆固醇和三酰甘油均明显降低，而高密度脂蛋白胆固醇有所提高。动物实验研究中发现，绞股蓝提取液喂养大白鼠，对胆固醇、脂蛋白的代谢有促进作用，长期服用能加速脂类代谢，但又未超越正常范围，有学者认为，这种改变可能是加速胆固醇转成维生素 D，以及胆汁酸和高密度脂蛋白的合成，而且，绞股蓝的显著调脂作用与抑制脂肪细胞产生游离脂肪酸及合成中性脂肪有关。

小 贴 士

绞股蓝，又名甘茶蔓、五叶参等，为葫芦科多年生藤本攀援植物绞股蓝的根茎或全草。绞股蓝味苦、性寒、无毒，具有降血脂、降血压、增加冠状动脉和脑血流量的功效，适用于高血压病、冠心病、脑卒中、糖尿病、肥胖症等。民间多用于消炎解毒、止咳祛痰，夏季采其茎叶煎水可作清凉饮料。

荷叶能调脂吗

荷叶，古称荷，为睡莲科多年生水生草本植物莲的干燥或新鲜叶。

荷叶性平，味苦，具有清热解暑、升发清阳、凉血止血的功效，可用于暑热烦渴，暑湿泄泻，脾虚泄泻，血热吐衄，便血崩漏的治疗。荷叶炭收涩化瘀止血，可用于多种出血症及产后血晕。而且，荷叶具有降血脂、降胆固醇的作用，对治疗动脉粥样硬化、冠心病有效。上海市某医疗机构以荷叶煎剂或浸膏治疗高脂血症 235 例，降血胆固醇有效率为 55.8%~ 91.3%，平均下降 1.01mmol/L；三酰甘油平均下降 0.86 mmol/L；脂蛋白有效率 79.1%，平均下降 0.83g/L，以问荆荷叶制成的问荆荷叶片（问荆 7.5 克，荷叶 5 克，指每片所含原生药量），按每日 3 次、每次 4 片量服食，降胆固醇及三酰甘油之有效率分别为 86.6%、83.4%，平均血胆固醇下降 1.70 mmol/L，三酰甘油下降 0.67mmol/L。另据报道，将荷叶中提取的生物碱及黄酮制成浸膏片，临床应用后有降血脂和降胆固醇的作用，用以治疗高脂血症、肥胖症等。

小贴士

现代研究表明，荷叶含莲碱、荷叶碱、原荷叶碱、亚美罂粟碱、前荷叶碱、N-去甲基荷叶碱、D-N-甲基乌药碱、番荔枝碱、鹅掌楸碱、异槲皮苷、槲皮苷、草酸、苹果酸、柠檬酸、酒石酸、葡萄糖酸、琥珀酸、鞣质等成分。

决明子能调脂吗

决明子，异名草决明、马蹄决明，为豆科一年生草本植物决明或小决明的成熟种子，以其有明目之功而名之。决明子性微寒，味甘、苦、咸，具有清肝明目、滋肾通便、平肝降压等功效，不但适用于目赤肿痛、头风头痛、目生翳膜、羞明多泪、便秘等的治疗，还可用于血管硬化、高血压病等的治疗。

研究表明，决明子能抑制血清胆固醇的升高和动脉粥样硬化斑块的形成。决明子有降低血浆总胆固醇和三酰甘油的作用，使之分别比实验性大鼠高脂血症组降低29%和73%，还有降低肝中三酰甘油和抑制血小板聚集的作用，其值分别比实验性高脂血症组降低49%和59%。据报道，决明子对高胆固醇血症的小鼠血清总胆固醇（TC）水平无影响，但能明显增加血清高密度脂蛋白胆固醇含量及明显改善体内胆固醇的分布状况，对于胆固醇最终被转运到肝脏作最后处理十分有利。临床研究表明，用决明子片剂（每片相当于生药3克），每日3次，每次5片口服，或取决明子30克，水煎取汁分2次服，治疗高胆固醇血症100例，大多数病例用药后均有不同程度的改善，用药2周后，血清胆固醇水平降到正常者为82%，4周后降至正常者为96%，总有效率达98%，血清胆固醇平均下降2.41mmol/L。

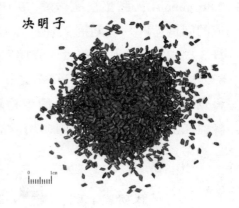

决明子

虎杖能调脂吗

现代研究表明，虎杖所含大黄素成分，可防止外源性胆固醇过多进入体内。动物实验表明虎杖有明显的调脂作用，临床报道用虎杖治疗高血脂症124例，其降胆固醇有效率为47.1%~100%，其降三酰甘油有效率为27.2%~83.3%。动物实验发现，虎杖的有效成分藜芦酚-3-葡萄糖甙能降低血脂，治疗高脂血症，特别是三酰甘油血症患者效果较好。它还可部分抑制高脂饮食引起的大鼠肝中脂质过氧化物

（LPO）的沉积，并能降低肝损害引起的转氨酶升高；还能降低动物血压，扩张冠状血管等。虎杖中分离出的白藜芦醇苷，在喂胆固醇及甲基酸氧嘧啶造成高血脂兔模型及正常大白鼠实验中可见到有降血脂作用。

临床应用中，口服虎杖片（每片 0.5 克），每日 3 次，每次 3 片，治疗高脂血症 90 例，连服 6 周。结果表明：显效（总胆固醇下降≥20%，或三酰甘油下降≥30%，或高密度脂蛋白胆固醇上升≥20%）46 例，占 51.1%；有效（总胆固醇下降≥10%，或三酰甘油下降≥20%，或高密度脂蛋白胆固醇上升≥10%）28 例，占 31.1%，总有效率为 82.2%，无效 16 例。

虎杖应用于食疗防治高脂血症时要注意以下几点，其一，以新鲜食用为好，如采用生食法，或凉拌，或腌渍等，均可获得较好效果。其二，如果要用煎煮等烹饪制作法，则煨煮时间不宜过长，以免调脂有效成分受到影响。可取的方法是，投入虎杖，煎煮时伺以 5~10 分钟为宜。其三，服用虎杖应注意宜忌，《药性论》有载，"有孕人勿服"，这点，应予以充分重视。

小 贴 士

虎杖，又称苦杖、酸杖等，为蓼科多年生草本植物虎杖的干燥根茎和根。虎杖味性微苦，微寒，归肝、胆、肺经，功专祛风、利湿、活血、通经。自古以来，虎杖一直被当作活血祛瘀、通经止痛的要药用于临床，有相当好的疗效，至今仍为民间所流传。

 陈皮能调脂吗

陈皮具有降血脂和防治动脉粥样硬化作用。陈皮所含有的橙皮苷对实验性高血脂兔，有降低血清胆固醇作用，并能明显地减轻和改善其主动脉粥样硬化病变。

现代研究表明，陈皮挥发油含量为 1.5%~ 2.0%；广陈皮挥发油含量为 1.2%~3.2%，它们的化学成分有：α 蒎烯、β 蒎烯以及柠檬烯、橙花醇、香茅醇等 30 多种；陈皮还含有橙皮苷、新橙皮苷、柑橘素，并从中可分离提取出三个黄酮类化合物以及右旋柠檬烯、枸橼醛、麝香草酚等成分。

橘的栽培变种的果皮亦作陈皮入药；其未成熟果实的外层果皮亦入药，药材称为"青皮"，能疏肝破气、消积化滞。

小 贴 士

陈皮，即橘皮，有广陈皮、新会皮等异名，为芸香科常绿小乔木植物橘及其栽培变种的成熟果皮。橘皮既是一味古老的中药，也可作为食品。苏州宋公祠所创制的陈皮酱，是理气化痰的妙品，因其有独特的强身功效而驰名天下。

✦ 泽泻能调脂吗

泽泻为泽泻科多年生沼泽植物泽泻的块茎。我国历代医家都很重视泽泻的药用保健价值，泽泻性味甘、淡，寒，归肾、膀胱经，有利水、渗湿、泄热等功效。

现代研究表明，泽泻含泽泻醇及其乙酸脂等三萜类成分，尚含有植物血细胞凝集素类物质泽泻素、大量的卵磷脂、少量的生物碱、天门冬素和植物固醇等。泽泻有良好的降血脂作用。在国内和日本对高脂血症的临床和实验研究均提示本品的降血脂作用明显。

临床应用泽泻片治疗高脂血症有较好的疗效，所用口服泽泻片每片含醇提物 0.15 克和泽泻细粉 0.15 克，相当生药 2.5~2.8 克。治疗 193 例高脂血症中，胆固醇值大于 5%mmol/L 者 135 例，三酰甘油大于 1.47 mmol/L 者 137 例。经过 1~3 个月疗程后，胆固醇平均下降

1.16 mmol/L，总有效率 88%；三酰甘油平均下降 0.37 mmol/L，总有效率 72%。泽泻降胆固醇作用和安妥明相似，降三酰甘油的作用稍低于安妥明。高脂血症患者自觉症状改善，头昏、脑胀、胸闷等明显好转，且副作用小，泽泻剂易为患者接受。有人用泽泻汤加味（泽泻 30 克，炒白术 15

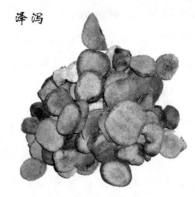

泽泻

克，制首乌 30 克，决明子 30 克，生大黄 6 克）治疗高脂血症 30 例，结果：胆固醇高者 21 例，有效率为 85.7%，平均下降值为 50.13 毫克%；三酰甘油高者 26 例，有效率为 80.8%，平均下降值为 49.21 毫克%，与治疗前相比较有显著性差异。

✦ 姜黄能调脂吗

现代研究表明，姜黄挥发油中主要成分为龙脑、樟脑、松油醇、姜烯、姜黄酮、芳姜黄酮、莪术酮、莪术醇、莪术二酮等。此外，姜黄的主要成分还包括姜黄素、脱甲氧基姜黄素、二氢姜黄素等，其中姜黄素为黄色物质。

姜黄有降血脂作用，对实验性脂蛋白血症的大白鼠有降胆固醇、三酰甘油及脂蛋白作用，并能使主动脉中胆固醇、三酰甘油含量降低。实验研究发现，姜黄乙醚提取物、姜黄醇提取物以及挥发油、姜黄素等都有降低血胆固醇、三酰甘油和脂蛋白的作用，以降三酰甘油作用最显著；其中尤以醇提物及姜黄素的作用最为明显，且对血小板聚集有抑制作用，姜黄素还有增加纤溶活性作用。

以姜黄制成糖衣片治疗高脂血症 90 例获得较为满意的疗效，其降血胆固醇及三酰甘油总有效率分别为 95.5% 及 100%；血胆固醇平均下降值 1.14mmol/L，三酰甘油平均下降值为 0.74 mmol/L；调脂蛋白有效率 66.6%，平均下降值 0.38 克/升。

姜黄有兴奋子宫的作用，能使子宫收缩，怀孕妇女慎用。

小贴士

姜黄，为姜科多年生草本植物姜黄的根茎。姜黄根茎有香气，人们所熟知的实用家庭调料咖喱粉，就是以姜黄的根茎为主料，再配以 20 多种原料一同磨成的黄色粉末。不少咖喱粉中的原料品种和比例是有所不同的，一般的混合比例为香味调料 40%，辣味调料 20%，色香料 30%，其他 10%。其中，可产生颜色的原料有姜黄粉、陈皮等，产生香味的原料有芫荽子、小茴香、大茴香、肉豆蔻、桂皮、丁香等，产生辣味的原料有胡椒、辣椒于、干姜等。以姜黄为主料的咖喱粉味道辛辣奇特，香气浓郁，其香气是各种原料香气混合而成的一种综合型香气。

✦ 丹参能调脂吗

现代研究表明，丹参对血脂和动脉粥样硬化具有特殊的作用。丹参注射液可使部分患者的胆固醇下降。对实验性动脉粥样硬化，丹参组与对照组的主动脉粥样硬化面积差异极显著。主动脉壁胆固醇的含量丹参组显著低于对照组，停食高胆固醇饲料 6 周后复查，丹参组的三酰甘油、高密度脂蛋白、低密度脂蛋白均显著低于对照组。复方丹参对高脂血症家兔模型血清胆固醇、中性脂肪、脂蛋白亦有明显的降低作用。而且丹参及白花丹参能抑制家兔实验性冠状动脉大分支粥样斑块的形成。

由于丹参对冠心病、心绞痛、糖尿病均具有较好的治疗作用，因而，在实际应用丹参防治高脂血症时应重视其药材特征，以防假冒伪劣之品影响了治疗效果。丹参的药材特征是：本品顶端有根茎状的残基，下生多数细长的根，呈圆柱形略扭曲，外皮砖红色，常呈糟朽粗糙状，手捻易脱落。质脆易折断，断面外圈紫黑色，内层有显著的白色筋脉点。味甘而微苦，嚼时唾液可染成红色。

孕妇不宜用丹参。丹参也不能和藜芦同时服用。

小贴士

> 丹参为唇形科多年生草本植物丹参的根，主要生长在中国的河北、陕西、吉林、四川、辽宁，及韩国和日本。丹参性味苦，微温，入心、肝经，有活血去瘀、安神宁心、止痛除烦等功效。

✦ 蒲黄能调脂吗

蒲黄，古称蒲厘花粉，又名蒲花等，为香蒲科植物水烛香蒲、东方香蒲、蒙古香蒲、宽叶香蒲、狭叶香蒲（长苞香蒲）或同属植物的干燥花粉。蒲黄性味甘平，入肝、心经。功效收敛止血，活血祛瘀。

蒲黄中的不饱和脂肪酸及槲皮素均有降低血脂和防治动脉粥样硬化的作用。另外，蒲黄中的三十一烷醇-6有降三酰甘油的作用；β-谷固醇及其棕榈酸酯是降胆固醇的有效成分，还可抑制血管平滑肌细胞增殖；β-谷固醇葡萄糖甙可作用于与动脉粥样硬化密切相关的多种环节。以上都说明蒲黄降血脂和抗动脉粥样硬化的功效为各种有效成分综合作用的结果。蒲黄的抗食饵性高胆固醇血症是通过抑制食物中的胆固醇或胆汁中的胆固醇从肠道的吸收来实现的，而不是通过增加胆固醇的排出量来实现的。

蒲黄的降血脂作用还与其激活巨噬细胞功能有关。临床双盲法观察发现，蒲黄有良好的降低总胆固醇、升高高密度脂蛋白胆固醇、降低血小板黏附和聚集性的作用（比每日服 300 毫克阿司匹林效果好），同时对血管内皮细胞有保护作用，并能抑制动脉粥样硬化斑块形成。

现代临床应用蒲黄治疗高脂血症的报道不少。用蒲黄总浸膏糖衣片，每日服用 30 克，分 3 次服用，治疗高脂血症 300 例，其中 200 例作自身前后比较，显示降血清总胆固醇和三酰甘油均有明显差异。100 例与安慰剂对照组 10 例作双盲对照，结果降血清总胆固醇和三酰甘油亦有显著差异，并能改善高脂血症患者临床症状，有效率为 85%~92%。对降低体重、改善高脂血症合并冠心病与高血压病患者心电图及降压等方面亦有一定作用。

✦ 三七能调脂吗

三七，亦称参三七、田三七等，为五加科多年生草本植物三七的根。三七性味甘，微苦，温，归肝、胃经。三七除有止血、定痛的特殊功效外，还有化瘀、活血作用。

现代中药研究证实三七主要含皂苷类止血活血物质、黄酮类化合物、生物碱、蛋白质、葡萄糖、木糖、蔗糖、三七多糖 A、脂肪油、树脂、游离氨基酸（有 16 种之多）以及谷固醇、胡萝卜素等。三七根的挥发油中含有 50 多种活性成分；在所含的皂苷类物质中，有多种与人参皂苷类似的成分，从根中分离鉴定了 12 种单体皂苷，分别为人参皂苷、七叶胆苷、三七皂苷等，三七根总皂苷获得率为 4.42%，比人参和西洋参都高。从三七中分离到命名为三七素的止血活血成分为一种特殊的氨基酸，在三七中的含量高达至 0.9%，这是很有意义的。

研究表明，三七粉能阻止家兔肠道吸收脂肪，在脂质代谢中，能降低总脂质水平和三酰甘油含量。在饲料中混入 2%三七粉，饲养家兔 6 周后，其血清胆固醇及三酰甘油含量显著降低，且在组织切片镜检时发现三七粉组动脉血管脂肪沉着显著减轻。临床研究表明，用生三七片或三七冠心宁治疗 57 例高脂血症，其降胆固醇及降三酰甘油效果与降血脂药安妥明比较，无统计学差异，不仅表明治疗有效，且无安妥明引发的肝功能受损或丙氨酸氨基转移酶升高的副作用。三七片制剂降胆固醇作用比较明显，对降低血清总酯也有一定作用。

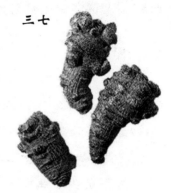

三七

三七与人参一样，含有四环三萜等补益成份，而且比人参含量还高，三七所含的酮类化合物，能促进血液循环，扩张冠状动脉，降低心脏耗氧量，减轻心肌工作负担。用三七治疗由冠心病引起的胸闷、心绞痛及降低胆固醇和血脂效果甚好。

✦ 大黄能调脂吗

　　大黄又名黄良、火参、肤如等，为蓼科多年生草本植物掌叶大黄、唐古特大黄或药用大黄的根和根茎。大黄性味苦、寒，归脾、胃、大肠、肝、心经。有泻下攻积、清热泻火、止血活血、解毒祛瘀等功效。

　　现代中药药理研究表明，大黄具有降血脂和减肥作用。大黄所含的大黄多糖可使蛋黄及高脂饲料诱导的高脂血症小鼠血清和肝脏总胆固醇、三酰甘油明显降低。有学者认为，这可能与厌食和缓泻有关。实验研究中还发现，大黄的醇提取物有明显的降低血清总胆固醇的作用；石油醚提取物降低胆固醇的作用不显著。大黄是中医常用通便泻火的药物，大黄含有蒽甙衍生物，其中以番泻甙的泻下作用最强，另还含有大黄鞣质及相关物质，如没食子酸、儿茶精和大黄四聚素等。

　　现代临床应用研究中发现，生、熟大黄（即生大黄、制大黄）具有明显的减肥作用，其降血脂和减肥成分可能是蒽醌类、儿茶素类化合物，大黄多糖也具有这些作用。

小贴士

研究表明，大黄所含成分很多，有140多种，其中主含蒽醌类成分，如大黄酚、大黄素、大黄素甲醚、芦荟大黄素、大黄酸等游离型蒽醌和大黄酸苷 A、B、C、D 等配糖型蒽醌；大黄还含乙苯乙烯苷类、色酮类、萘酚苷类、苯丁酮类等众多活性成分。另外，大黄还含鞣质、游离没食子酸、桂皮酸等成分。

人参能调脂吗

人参，为五加科多年生草本植物人参的根，野生的称野山参，栽培的称园参。野生人参常见于中国东北深山中，园参在我国辽宁和吉林有大量栽培。人参味甘、微苦、性温，具有调气养血、安神益智、生津止咳、滋补强身之功效。

现代研究表明，人参具有显著的调脂及抗动脉粥样硬化作用。人参皂甙可促进正常动物的脂质代谢，使胆固醇及血中脂蛋白的生物合成、分解、转化、排泄加速，最终可使血中胆固醇降低。给饲高胆固醇饮食的大鼠灌胃红参提取物（相当每日 100 毫克/100 克）或人参皂甙（2.5 毫克/100 克），结果使血清总胆固醇、三酰甘油和非酯化脂肪酸明显减少，血清高密度脂蛋白胆固醇明显升高，动脉粥样硬化指数明显降低，血清磷脂增加，而血清脂类过氧化物无明显变化。给家兔喂胆固醇和玉米油 3 周后，血中胆固醇显著升高；而同时给以人参皂甙的家兔血脂降低，且胆固醇/磷脂比值也降低，肝中脂肪浸润、动脉粥样硬化程度均有明显改善。红参粉末也能降低高胆固醇血症大鼠的动脉粥样硬化指数。人参茎叶皂甙和人参多糖对高脂血症大鼠也有降血脂作用。研究结果还表明，人参皂苷 Rb2 可使糖尿病大鼠的血糖、血清三酰甘油、极低密度脂蛋白、游离脂肪酸、非酯化脂肪酸、总胆固醇及酮体降低。对高胆固醇饲料喂养的大鼠，人参皂甙 Rb2 可使其总胆固醇、游离胆固醇、低密度脂蛋白胆固醇降低，高密度脂蛋白胆固醇升高，动脉硬化指数改善，一次腹腔注射就有效果，多次用药作用更显著。研究表明，人参皂苷 Rb2 对胆固醇有异化作用和促进排泄作用，对三酰甘油则促进其转入脂肪组织中。临床应用研究显示，人参对健康人及高脂血症患者均有降血脂作用。

银杏叶能调脂吗

银杏叶，为银杏科落叶乔木银杏的树叶。银杏是我国植物界的一大国宝，又被冠以"植物界的熊猫"、"千岁寿星"等美称。我国的银杏堪称全球银杏的老祖宗，因为世界上其他国家的银杏都是从我国引种过去的。现今一些生产银杏叶产品的国家如德、法等，其原料银杏叶大多依赖于从我国进口。银杏叶在以往的本草之类药书中记载较少，直到 20 世纪 60 年代，国内外学者开发和筛选天然药物时才发现银杏叶可贵的药用价值，于是银杏叶脱颖而出，并迅速跻身于保健品和化妆品行列，最近又确立了它作为法定药物的不平凡的地位——在我国 2000 年版药典（一部）中，银杏叶已作为法定药物载入，谓其：性味甘、苦、涩、平，归心肺经，功能敛肺、平喘、活血化瘀、止痛，用于肺虚咳喘、冠心病、心绞痛、高血脂。

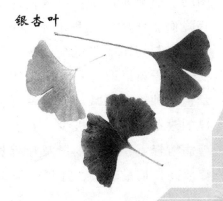

银杏叶

现代临床应用研究报告，武汉军区总医院用冠心酮（白果提取物）治疗冠心病血脂过高症 100 例，每日口服糖衣片 12 片（每片含黄酮 1.14 毫克），连服 1~5 个月以上。其中胆固醇降低 88 例，平均下降 1.01mmol/L，降低超过 1.04mmol/L 以上者 45 例，提示有明显降低胆固醇作用。另有磷脂升高者 65 例，平均上升 0.24mmol/L，上升超过 0.27mmol/L 以上者 47 例，提示有明显升高血清磷脂的作用。北京地区防治冠心病协作组用银杏叶制剂舒心酮治疗冠心病 83 例，血胆固醇下降率为 45.6%。临床观察认为，银杏叶等制剂无特殊副作用，对肝脏及氨基移换酶影响不大，不妨碍继续服药，对治疗高脂血症确有一定作用。

✦ 灵芝能调脂吗

现代研究表明，灵芝能调节神经系统功能，增进冠状动脉血流量，加强心肌收缩能力，降压调脂，促进血红蛋白的合成，保护肝细胞，从而提高机体的免疫机能。灵芝能明显地减轻实验性高脂血症，对动脉粥样硬化形成也有一定的抑制作用。临床应用降胆固醇有效率为 84%~86%，降三酰甘油的有效率达 50%~71%。适用于老年虚证高脂血症。

灵芝制剂对高血脂症和冠心病的疗效有如下特点：①缓解或减轻心绞痛症状，减少抗心绞痛药的用量甚至可停用之；②部分患者心电图的心肌缺血性变化可因使用灵芝制剂而好转或改善；③灵芝制剂具有降血脂作用，能程度不等的降低血清胆固醇、三酰甘油和脂蛋白；④灵芝制剂还能降低全血黏度和血浆黏度，使心脑血管疾病的血液流变学障碍得以改善；⑤患者用药后，除原有的心悸、气紧、头痛、头晕、水肿等症状减轻或缓解外，多数患者的食欲、睡眠和体力亦有明显的改善，副作用极少；⑥灵芝制剂治疗冠心病、高血脂症的疗效尚与病情轻重、用药剂量及疗程长短等用关，一般病情属轻、中度患者疗效高，剂量较大，疗程较长者疗效较好。

小贴士

灵芝为多孔菌科植物赤芝或紫芝的子实体。灵芝性温，味淡微苦，具有养心安神、益气补血、健脾养胃、止咳祛痰等功效，适用于高血压病、冠心病、高脂血症、失眠症、慢性支气管炎、慢性肝炎、肾炎、哮喘、白细胞减少症及风湿性关节炎等。

 ## 红花能调脂吗

红花又名黄兰、红兰花、草红花、红花菜，为菊科二年生草本植物红花的筒状花冠。红花具有活血通经、去瘀止痛的功能，主治妇女经闭、难产、死胎、产后恶露、瘀血作痛及治疗跌打损伤等疾病。

现代研究表明，红花中含有红花苷、红花油、红花黄色素、亚油酸等，其有扩张冠状动脉、降低血压以及降低血清总胆固醇和三酰甘油的作用。给患有高胆固醇血症的家兔口服适量红花油可明显降低其血清总胆固醇和三酰甘油水平。人用量为每日3次，每次20毫升，可拌菜中服用，连续4~5个月，降胆固醇有效率达72%。

红花是近年来世界上发展较快的油料作物，在此之前一直作为药材和染料植物栽培。种子含油35%~47%，高于大豆。油的碘值120~152；脂肪酸组成中富含亚油酸、油酸以及豆蔻酸、棕榈酸等，还有丰富的维生素E。其中亚油酸含量高达84%，居食用油之冠，有降血脂和血清胆固醇，防止动脉粥样硬化的作用，是高级营养油和烹饪油。医药上红花油被广泛用作抗氧化剂和维生素A、D的稳定剂。工业上可用来制作精密机件的喷漆。饼粕含蛋白质高达19%~36%，作饲料喂养奶牛，能增加牛乳中脂肪与亚油酸的含量。花体可提取优良的天然食用色素；同时还含红花苷、红花醌苷及新红花苷，有活血通经、祛瘀止痛的作用，主治痛经闭经、跌打损伤、关节酸痛、冠心病。果实入药，功效与花体相同。

✦ 女贞子能调脂吗

现代研究表明，女贞子有降胆固醇及三酰甘油的作用，并有降血糖血脂及抗动脉粥样硬化作用，女贞子中含有的齐墩果酸可加快血小板细胞的流动性，减弱了血小板之间的碰撞，使之不易黏连和聚集，更不易在血管内膜沉积，从而减缓或防止血栓形成，又可降低脂质内膜的沉积，为防治老年人的血栓性疾病提供了部分实验依据。女贞子煎剂可明显提高小鼠血清溶血素抗体活性，对小鼠脾淋巴细胞产生白介素–2 的影响具有双向调节作用。

女贞子多用易致滑肠，如脾胃虚寒泄泻者，不宜应用。

小贴士

女贞子又名冬青子，为木樨科植物女贞的干燥成熟果实。女贞子性平，味甘，具有滋补肝肾、乌发明目、强壮腰膝、通便等功效，适用于心血管疾病、冠心病、高脂血症、糖尿病、血小板减少症、白细胞减少症、慢性肾炎、慢性支气管炎、顽固性失眠、慢性苯中毒、肿瘤、营养不良、免疫功能低下症、脂溢性皮炎、老年习惯性便秘、神经衰弱、白发、腰膝酸软等症。

✦ 玉竹能调脂吗

玉竹为百合科多年生植物玉竹的根茎，是一味养阴生津的良药。玉竹性平，味甘，具有滋补气血、除烦闷、生津液、润心肺、补五劳七伤、虚损等功效，适用于胃热炽盛、阴津耗伤、消谷易饥、胃脘灼热疼痛、热病伤阴、咳嗽烦渴、虚劳发热、小便频数、心烦口渴、抽筋、阴虚、自汗、心力衰竭及冠心病心绞痛等。

现代研究表明，玉竹中含有铃兰苦苷，有预防三酰甘油上升的作用，对高三酰甘油血症有一定的治疗作用，对粥样硬化斑块的形成也有一定的缓解作用。此外，玉竹具有较好的强心作用，每日以玉竹20克，水煎服，对风湿性心脏病、冠状动脉粥样硬化性心脏病、肺原性心脏病引起的心力衰竭有一定疗效。

胃有湿浊气滞者忌服，咳嗽痰多者慎用。

 ## 枸杞子能调脂吗

枸杞子为茄科植物宁夏枸杞的干燥成熟果实，简称枸杞，又名枸杞子、枸杞豆、枸杞果等。枸杞子性平，味甘，具有补肾润肺、生精益气、补肝明目等功效，适用于勃起功能障碍、遗精、腰膝酸痛、高血压病、高脂血症、糖尿病、慢性肝炎、神经衰弱、偏头痛、白内障、视神经萎缩、近视、远视等。

现代研究表明，枸杞子有降血脂、保肝、护肝以及抗脂肪肝作用。实验研究发现，枸杞可降低大鼠血中胆固醇，有轻微抗家兔实验性动脉粥样硬化形成的作用。实验研究中，以宁夏枸杞子的水浸液（20%），每天8毫升灌胃，对由四氯化碳毒害的小鼠，有轻度抑制脂肪在肝细胞内沉积，并促进肝细胞新生的作用。现代临床应用枸杞子治疗高脂血症也取得了显著疗效，治疗方法采用饭后30分钟口服调脂冲剂（含枸杞子、女贞子、红糖），每日2次，4~6周为1疗程，共治高脂血症406例，对伴高血压病、糖尿病、冠心病等合并症者，可同时服用原治疗药物。经口服调脂冲剂后，血总胆固醇及三酰甘油下降0.226mmol/L（20毫克%）、β脂蛋白下降0.5g/L（50毫克%）者为有效，否则为无效。治疗结果表明，本品对各种高脂血症均有极显著疗效，其降三酰甘油及β脂蛋白疗效与安妥明相似，降胆固醇的疗效优于安妥明，且无安妥明的诸多副作用。

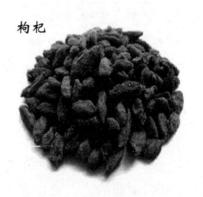

枸杞

枸杞子呈类纺锤形、略扁，表面鲜红色或暗红色，顶端有小突起状的花柱痕。基部有白色的果梗痕。果皮柔韧、皱缩，果肉肉质、柔润而有黏性，内含多数扁肾形种子。无臭，味甜，微酸。以粒大、肉厚、种子少、色红、质柔软者为佳。枸杞子应置阴凉干燥处，防闷热，防潮，防蛀。

外邪实热、脾虚泄泻者忌食枸杞子。

✦ 降脂常用的内服方剂有哪些

降脂饮 黄芪 30 克，水蛭 8 克，柴胡 15 克，山楂 15 克，川芎 10 克。水煎取药汁。每日 1 剂，分 2 次服。具有益气活血、化瘀消痰的功效，适用于高脂血症患者。

化浊降脂汤 苍术 10 克，法半夏 10 克，泽泻 10 克，胆南星 5 克，何首乌 20 克，桑椹 15 克，沙蒺藜 10 克，蒲黄 6 克（冲），草决明 15 克，茵陈 10 克，山楂 10 克，荷叶 15 克（鲜荷叶可用 40 克），虎杖 10 克，三七 6 克（研粉冲服）。水煎取药汁。每日 1 剂，分 2 次服。具有化浊通瘀、益肾健脾的功效，适用于高脂血症患者。

参芪降脂汤 生黄芪 30 克，白术 12 克，熟地黄 30 克，泽泻 30 克，怀山药 30 克，荷叶 30 克，首乌 30 克，党参 15 克，山萸肉 15 克，茯苓 20 克，生山楂 20 克，水蛭粉 3 克（研末吞服）。水煎取药汁。每日 1 剂，分 2 次服。具有健脾固肾、祛湿化瘀的功效，适用于高脂血症患者。

益心汤加味方 草决明 20 克，丹参 30 克，山楂 15 克，制首乌 20 克，泽泻 15 克，姜黄 20 克，赤芍 15 克。水煎取药汁。每日 1 剂，分 2 次服。28 日为 1 疗程。具有活血通瘀、清浊降脂的功效，适用于冠心病伴高血脂患者。

化脂灵 水蛭 6 克，土鳖虫 6 克，益母草 15 克，五加皮 10 克，黄芪 15 克，山楂 12 克，泽泻 10 克，何首乌 22 克。研末成丸。每次 9 克，每日 2 次，于饭后服用。具有健脾化痰、疏肝理气、活血化瘀的功效，适用于高脂血症患者。

补肾通络方 制首乌 20 克，广地龙 20 克，土鳖虫 12 克，当归 12 克，赤芍 12 克，柴胡 12 克，枳壳 10 克，白芥子 15 克，生地黄 15 克，川芎 10 克。水煎取药汁。每日 1 剂，分 2 次服。具有补肾填精、活血通络、涤痰调气的功效，适用于高脂血症患者。

活血降脂汤 赤芍 10 克，生山楂 20 克，丹参 20 克，决明子 20 克，制何首乌 20 克，泽泻 20 克，水蛭 10 克，熟大黄 10 克，莱菔子 10 克，法半夏 10 克，橘红 10 克。水煎取药汁。每日 1 剂，分 2 次服。具有祛瘀消导、化浊降脂、益肾平肝的功效，适用于高脂血症患者。

消痰化浊降脂汤 钩藤 10 克，生山楂 30 克，瓜蒌 15 克，泽泻 12 克，当归 15 克，赤小豆 20 克，党参 10 克，茯苓 12 克，草决明 12 克，柴胡 10 克，郁金 10 克，丹参 12 克，制何首乌 20 克。水煎取药汁。每日 1 剂，分 2 次服。具有化痰祛浊、活血降脂的功效，适用于高脂血症患者。

降脂饮 郁金 15 克，丹参 25 克，川芎 15 克，茵陈 15 克，草决明 20 克，泽泻 15 克，山楂 20 克，木香 15 克，制何首乌 20 克，麦芽 15 克。水煎取药汁。每日 1 剂，分 2 次服。具有活血化瘀、清热祛湿、化痰降浊的功效，适用于糖尿病伴高脂血症患者。

益寿饮 枸杞子 10 克，女贞子 10 克，菟丝子 10 克，车前子 10

克，丹参 20 克，山楂 15 克，五味子 10 克。水煎取药汁。每日 1 剂，分 2 次服。具有补肾益精、温阳化瘀的功效，适用于高脂血症患者。

✦ 如何用中成药降脂

脂可清胶囊 由葶苈子、山楂、茵陈蒿、大黄、泽泻、黄芩等药物组成。具有宣通导滞、通络散结、消痰渗湿的功效。证见血脂增高，胸闷头晕，四肢沉重，神疲倦怠，舌苔腻，脉滑弦。胶囊剂每粒 0.3 克，口服每次 2~3 粒，一日 3 次，30 天为一疗程。体弱者及孕妇忌用。

绞股蓝总苷片 内含绞股蓝总苷。有养心健脾、益气和血、除痰化瘀、降低血脂的功效。常用于高血脂见有头晕肢麻，胸闷气短，健忘耳鸣，自汗乏力，舌淡暗苔白。片剂每片含绞股蓝总甙 20 毫克，口服每次 2~3 片，一日 3 次。服药时个别患者有胃部不适感，继续服药可自行消失。

复方丹参滴丸 含有丹参、三七、冰片。功效活血化瘀、理气止痛。症见心胸绞痛刺痛，胸中弊闷，血脂增高，舌质紫暗或有瘀斑，脉涩。适用于冠心病心绞痛伴血脂异常者。滴丸剂每粒 25 毫克，每次口服 8~10 粒，每日 3 次，30 天为一疗程。孕妇慎用。

山楂降脂片 含有决明子、山楂、荷叶。功能清热活血、降浊通便。证见血脂增高，头晕目眩，胸闷脘痞，大便干结，口苦口干，舌质红，苔腻，脉弦滑。片剂口服每次 8 片，一日 3 次。脾虚便溏者不宜用。

降脂灵胶囊 含有普洱叶、茺蔚子、槐花、葛根、杜仲、黄精等。有消食积、降血脂、通血脉、益气血等效用。证见血脂增高，纳呆食少，头晕肢麻，体倦乏力，腰膝酸软，舌暗苔腻。胶囊每粒 0.3 克，口服每次 5 粒，一日 3 次。服药时忌油腻厚味食物。

山海丹胶囊 含药物三七、人参、红花、山羊血粉、决明子、佛手等。功用活血通络。适用于胸绞痛闷痛、心悸乏力、舌质淡紫暗、脉弦细的高血脂患者。

脂降宁片 由山楂、何首乌、丹参、瓜蒌、维生素 C 等药物组成。功效行气散瘀、活血通经、益精血、降血脂。证见血脂增高，头晕耳鸣，胸闷胸痛，失眠健忘，头痛，肢体麻木，舌暗红，苔腻，脉弦滑。片剂口服 3~4 片，一日 3 次。脾虚便溏者慎用。

决明降脂片 内有决明子、茵陈、何首乌、桑寄生、维生素 C、烟酸等药物。功能降低血脂。适用于血脂增高、头晕胁痛、纳差神疲、口干便秘患者。片剂口服每次 4~6 片，一日 3 次。肝胆湿热壅盛者忌服。

降脂灵片 由何首乌、枸杞子、黄精、山楂、决明子组成。有补益肝肾、养血明目、降低血脂的作用。证见血脂升高、头晕目眩、视物昏花、目涩耳鸣、须发早白、腰腿酸软、舌红苔少、脉沉细。片剂口服每次 5 片，一日 3 次。服药时忌油腻辛辣食物。

防治高脂血症的药茶有哪些

草菇红茶 草菇 25 克，红茶 5 克。将草菇洗净晒干后粉碎，与红茶混匀。每次饮用前将草菇红茶粉放入茶杯中，加沸水冲泡，加盖闷 10 分钟后饮用。具有调脂减肥的功效。适用于高脂血症患者。代茶，频频饮用，可连续冲泡 3~5 次。

陈葫芦玉米须茶 陈葫芦 15 克，玉米须 30 克，茶叶 3 克。将陈葫芦研为碎末。陈葫芦末与玉米须、茶叶混合，以沸水冲泡，加盖闷 10 分钟即成。代茶，频频饮用，可连续冲泡 3~5 次。具有利水减肥、祛脂消肿的功效。适用于高脂血症患者。

陈皮山楂乌龙茶 陈皮 10 克，山楂 20 克，乌龙茶 5 克。将陈皮、山楂洗净，同入沙锅，加水适量，煎煮 30 分钟，去渣，取汁冲泡乌龙茶，加盖闷 10 分钟后代茶饮用。具有化痰调脂、降压减肥的功效。适用于高血压病、高脂血症患者。

陈粟米减肥茶 陈粟米 500 克，冬瓜仁 100 克，芝麻、粳米、黄豆、赤小豆、绿豆、粗茶各 250 克，莜麦面 1500 克，干姜、花椒、小茴香各适量。将陈粟米、粳米、黄豆、赤小豆、芝麻、绿豆炒熟，与拣净的粗茶混合均匀，并研为细粉。将莜麦面炒熟，加干姜、花椒、小茴香共研成细粉末，与上述细粉混匀，入罐存放，备用。将冬瓜仁切碎，捣成泥糊状为仁糊。用时每次取 3 匙炒粉、1 匙仁糊，同放入杯中，用沸水冲泡，加盖，闷 15 分钟，频频饮用。具有祛脂减肥、健脾利湿的功效。适用于高脂血症患者。

丁香茉莉茶 丁香、茉莉花、绿茶各等份。以上 3 味共研细末，过筛，制成袋泡茶，临用时用沸水冲泡即成。代茶频饮，不拘时间。具有理气化浊、降低血脂的功效。适用于高脂血症患者。

二子去脂茶 枸杞子 30 克，女贞子 30 克。将枸杞子、女贞子拣杂、洗净、晒干或烘干，装入纱布袋扎口，放入大杯中，用沸水冲泡，加盖，闷 15 分钟即可饮用。具有滋补肝肾、散瘀调脂的功效。适用于高脂血症患者。当茶，频频饮用，一般可连续冲泡 3~5 次。

绞股蓝决明槐花饮 绞股蓝 15 克，决明子 30 克，槐花 10 克。将绞股蓝、决明子、槐花分别拣杂，绞股蓝切碎、决明子敲碎，与槐花同入沙锅，加水煎煮 30 分钟，过滤，去渣取汁，加入少许蜂蜜，拌匀即成。早晚 2 次分服。具有益气补脾、清肝降浊、化痰调脂的功效。适用于高脂血症患者。

✦ 按摩降脂的机制是什么

按摩具有疏通经络、宣通气血、调整人体各个器官功能的作用，且有简便廉验的特点。按摩能促进身体热能的消耗，有助于祛脂减肥。按摩腹部可加大能量消耗，促进肠蠕动，增加排便次数，减少肠道对营养的吸收，使多余的食物营养及时从肠道排出。按摩还可以促进新陈代谢，使一些多余的脂肪转化为热量而消耗掉，从而减少局部脂肪堆积，应用于腹部及四肢局部减肥方面更受欢迎。

按摩对消化系统、内分泌系统、神经体液代谢、糖代谢等都具有双向调节作用。脂肪组织间隙的血管很少，而借助频繁的手法按摩，能促进毛细血管的再生、消除脂肪中的水分、加速脂肪组织的"液化"及利用。其手法以推、拿等为主。腹部按摩主要用摩、按、捏、拿、合、分、轻拍、刺等手法操作。每次可做 10 分钟左右，以促进肠的蠕动、腹肌的收缩，使一些脂肪转化为热量而消耗。四肢按摩以推、拿等方法为主。上肢多用拿、搓、拍等手法，下肢多用推、拍、搓等手法。在脂肪堆积较多处可适当加重手法，自上而下，自前向后，以便使肌肉的毛细血管增加开放量，从而改善肌肉的代谢功能，增加脂肪消耗。胸背部按摩以推、按、拿手法为主，手法不可过重、注意防止损伤胸骨及肋骨。一般每个部位按摩 15 分钟左右，先胸部，后腰背部。臀部脂肪较多，按摩重点在两侧髂骨上下，以按、揉为主，手法宜重。面、颈部按摩主要以揉、捏、分、拍手法为主，由轻到重，由颌部、颊部、鼻部、额部、耳部、颈部顺序按摩，每次约 10 分钟。"短粗脖"的人，以颈部按摩为主，并且每日向前、向后、向左、向右摆头数次，有利于减少多余的脂肪。

如何进行穴位按摩降脂

自人体面部起，依循重点穴位，从上至下，自前往后进行按摩，有升阳降阴、振奋十四经经络之气、打通全身经脉的作用。

揉睛明 20~30 次，摩眼眶 10 圈，按印堂 30 次，揉太阳 20~30 次，分推前额 10~20 遍，推迎香（沿鼻两侧上推）10~20 次，揉耳捏耳 30~40 次，推听宫（中指在耳前、食指在耳后，反复上推）20~30 次，指击头部（两手下指微屈，叩击头部）40~50 次，揉百会 30~50

次，上推面颊 20~30 次，弹风池（揉擦大椎及肺俞）各 20 次，按揉脾俞及肾俞各 30~40 次，捶擦腰骶（先握拳捶，再反复下擦，继揉膻中）20~30 次，摩中脘（两手重叠先逆时针再顺时针）各 50~60 次，下推气海 50 次，擦胸部（两手配合呼吸先擦胸，再斜擦小腹）各 20~30 次，拿按肩井及肩胛 20~30 次，按揉尺泽、手三里，对拿外关及合谷各 20~30 次，捻抹手指，每指 3 遍，擦上肢，内外侧各 5~7 遍，下肢还须点风市，指尖叩击点 10~30 次，拿按血海、阴阳陵，按揉足三里、三阴交各 20~30 次，拳击下肢、搓下肢各 7~10 次，全身即感轻松精神爽。

如何早晚揉腹降脂

可利用早起床前晚睡觉前的时间，平躺在床。右手在下左手在上绕肚脐顺时针揉，稍用点力揉 60 次；然后左手在下右手在上逆时针揉 60 次。范围是顺时针由中间向外至整个腹部，逆时针时再由外向中间揉。每次揉完一般会感到头上出汗，脚心发热。通常经过持续 2 个月的揉腹可以见到较为明显的效果。

如何循经摩擦拍打祛脂

采用循经摩擦、拍打，握捻手足肩臂脂肪堆积处皮肤的方法，可以达到消除脂肪的目的。

● 用鬃毛刷、毛巾或手掌在脂肪丰厚处摩擦，时间不限。

● 用毛刷或手掌沿足少阴肾经——大小腿内侧至足心部位，来回做 5 次螺旋状摩擦。再由小腹向胸部沿肾经支脉循行部位摩擦。支脉循行线由会阴上经腹（正中线旁开 1.5 厘米），走胸（正中线旁开 2 厘米），止于俞府穴。

● 将左手甩到背后用手背拍打右肩 10 次，再用右手背拍打左肩

10次，用左手从右臂内侧拍打至颈部10次，再用右手拍打左臂内侧至颈部10次。可消除肩臂部脂肪。

● 用左手握、捻右肩、臂脂肪丰满处10次，再用右手握、捻左侧10次。然后向前、向后旋转双肩各10次。可消除肩臂部脂肪。

 ## 指压疗法防治高脂血症的手法有哪些

指压疗法是指用手指（或助以掌中型指压棒、便携型指压棒等）按压人体腧穴部位，以刺激经络、脏腑，达到防治相关疾病的一种传统简便外治方法。我国历代劳动人民和源于实践的诸多医家，在长期的劳动、生产、生活和疾病诊治中发现，用手按压身体某些特定部位时可以治疗一些疾病或缓解疾病症状，而且呈现出一定的规律性，并经验证可以在其他人身上再现，从而形成了指压疗法。它与其后的按摩疗法、针刺疗法一样，是中国传统医学遗产的一部分，并为现代医学研究结果所证实。指压疗法对许多临床常见病、多发病均可适用，而且有相当满意的治疗效果。尤其是在近些年来，随着人们生活水平和自我医疗保健需求的提高，指压疗法的简便廉验、经济安全特色，更加受到青睐和欢迎。

指压疗法中，是以指"压"为基础，并延伸有扪压法、捏压法、切压法、揉压法，以及点冲法、叩法、循法等多种操作方法。针对高脂血症的中医分型所归纳的主穴、配穴选取数，扪压法、捏压法、切压法、揉压法所占的对应比分别为：90%、37%、28%、28%。

 ## 指压降脂如何取穴

脾虚湿盛型
临床症状：面色淡黄，体型丰满，四肢倦怠，头身沉重，眼睑虚浮，或下肢浮肿，腹胀食少，咳嗽有痰，大便溏不成形，舌质淡，苔白腻或白滑，脉滑。

指压取穴：太渊、肺俞、脾俞、丰隆。

配穴：胃俞、足三里、阴陵泉、列缺。

湿热内蕴型

临床症状：面色无华，烦渴口干，渴而不欲饮，或饮下不适，脘腹痞闷，腹大浮肿，身体困重，便溏而有恶臭，舌红苔黄腻，脉濡数或滑数。

指压取穴：中脘、内庭、天枢、公孙、阴陵泉。

配穴：合谷、曲池、大肠俞、内关、足三里、丰隆、脾俞。

肝火炽盛型

临床症状：面红目赤，口苦烦躁，胸胁胀满，小便黄赤，大便干燥，舌红苔黄，脉弦数。

指压取穴：行间、阳陵泉、风池、百会。

配穴：太冲、三阴交、太阳、内庭。

阴虚阳亢型

临床症状：头晕目眩，耳鸣，失眠多梦，肢体麻木，口渴，舌质红，苔黄，脉弦。

指压取穴：太冲、太阳、风池、太溪、肝俞、肾俞。

配穴：百会、行间、复溜、丰隆、阳陵泉。

气血瘀滞型

临床症状：胸闷气短，或见心前区疼痛，胸闷不舒，舌质紫暗有瘀点或瘀斑，脉弦。

指压取穴：合谷、曲池、外关、肩髃、地仓、颊车、环跳、阳陵泉、足三里、解溪。

配穴：手三里、臂臑、风市、昆仑、委中、太溪、下关、阳白、四白。

肝肾阴虚型

临床症状：年老体迈，眩晕耳鸣，消瘦口干，腰膝酸软，肢体麻木，舌红少苔或无苔，脉细弱。

指压取穴：太冲、太溪、肝俞、肾俞、三阴交、百会。

配穴：内关、行间、心俞、足三里。

 ## 指压降脂要注意什么

● 指压、针刺具有降血脂和减肥作用，是中医学现代研究的新探索，这不仅是对传统指压疗法的肯定，而且开拓了高脂血症患者（以及伴发或并发肥胖症）治疗的新途径。指压疗法是一种重要的自然疗法，通过手指压力于人体腧穴，以刺激（或温热刺激等）调整机体的内在功能，增强机体的抗病力，并达到防治疾病的目的。指压疗法以指施术，既无痛苦，也无创伤，不但免除了用其他疗法治病给患者可能带来的针药之苦，而且还能防止运用其他疗法治病可能给患者带来的某些毒副作用。因此，指压疗法是一项很值得推荐的自然疗法。

● 现代医学研究表明，高脂血症的发病过程多较缓慢，往往患者发现临床症状时已经历相当长的时日。因此，进行指压治疗必须长期坚持，不能期望在短时间内就能奏效。一般情况下，以20次为1疗程，需治疗观察2~3个疗程，经血脂等临床检测分析再决定是否继续治疗等。指压治疗单纯性高脂血症（即非基因性遗传性病症，且多在30岁以后发病者）的过程中，配合食物疗法、药茶疗法、药膳疗法、运动等综合防治措施，则其降脂减肥、强身健体的效果更好。

● 指压治疗前，要做好充分的准备。①施术者（或患者自己）应经常修剪指甲，并保持手及手指的清洁度，防止损伤按压处的皮肤（甚则引起感染等），使用切压法时更应注意指下垫少许消毒棉花或代用品。②患者精神过于紧张、过劳、过饱、过饥者，应适当休息15~30分钟后再行指压治疗。③对高脂血症须明确诊断后，方可辨证施治，若遇到诊断不明确，或并发其他疑难病症时，须作相关检查，待确诊后再作治疗。④指压治疗中，施术部位均表露在外，因此，必须保持温暖的环境，一般情况下应维持在 20℃±2℃的范围内。在冬、春季节，对中老年患者治疗中尤须重视这个问题。

● 高脂血症指压治疗时，体穴选取的原则应为辨证择穴，每次选 3~5 穴，每穴按压时间一般为数分钟，隔天或隔数天 1 次。指压施术时用力均匀，由轻到重，由缓到快，循序渐进，最后以轻压徐徐放松，对老年人及体虚久病者，手法要轻柔，以患者能接受为准。治疗时，以患者出现酸、麻、重、胀、热等感觉为度，一般局部不出现明显压痛，若按压时出现剧痛，应适当减轻压力或改用其他穴位治疗。

● 选择适当的体位有利于正确取穴和施术，还可防止晕厥。对精神紧张、年老体弱以及高脂血症并发高血压病、且血压较高者均宜采取卧位，不宜采用坐位。

● 指压疗法中提及的掌中型指压棒、便携型指压棒，在扣压法、揉压法施术时可使用。使用时，可握紧指压棒的一端，发力至另一端，在穴位点上扣压或揉压，施力均匀、并可按需要持续较长时间，棒端经消毒处理能减少或避免感染。指压棒可自行制作，以松、柏等质地坚硬且具韧劲的枝干为材料，旋刨或切削成两端钝圆的圆锥形棒（掌中型指压棒长 6 厘米，便携型指压棒长 9 厘米），棒的细钝圆端按压皮肤面积（直径）0.5 厘米，棒的粗钝圆端按压皮肤面积（直径）1.5 厘米。棒体可旋刻若干条凹纹，以便手指抓、捻、压等动作的契合。

✦ 针刺降脂的机制是什么

针刺学是中医的重要组成部分，它的历史悠久、操作简便、适应症广、疗效明显、经济安全，数千年来深受广大人民群众的欢迎。多年来的实践表明，针刺对高脂血症有较好的防治作用。据报道，有降脂作用的经穴有 30 多个，最常用的针刺穴位有足三里、内关、三阴交、曲池、丰隆、太白等，临床上采用平补平泻手法，及运用子午流注针法针刺上述穴位，总有效率达 80%以上。

针刺的基础是经络和腧穴。经络是人体内运行气血的通路，它们内属脏腑，外络肢节，沟通内外，贯通上下，把内部的脏腑和外部组织器官联系成为一个有机的整体，从而使人体各部分的功能保持相对的协调和平衡。腧穴是人体经络、脏腑之气注于体表的部位，具有接受刺激的功能。经络的沟通内外、运行气血、调节平衡的功能主要是通过腧穴的反应来实现的。针刺是靠针刺特定腧穴，通过经络传感进一步调整各个脏腑的功能，达到气血畅通、改善代谢、变机体的病理状态为生理状态的目的。而高脂血症是一种由多因素导致的复杂代谢紊乱，是脏腑功能失调的表现。因而，从理论上说针刺是可以治疗高脂血症的，动物实验和临床医疗实践也证实针刺可以降血脂。

有人认为，针刺降血脂作用的机制可能是调整了内分泌系统的功能；或由体表通过神经、体液等途径传入相应的脏器而发挥作用；也有人认为选取特定的穴位，可影响肝脏对胆固醇的合成；或能影响肠道对胆固醇的吸收和排泄；或通过降低胰岛素的分泌，来减少内源性三酰甘油的合成等等。虽然针刺降低血脂作用的机制尚不十分清楚，但其临床效果是肯定的，从而为防治高脂血症提供了更多的选择。

治疗高脂血症以健脾化湿、疏肝利胆为主要治则。常用穴位有内关、郄门、间使、神门、通里、合谷、曲池、乳根、足三里、丰隆、阳陵泉、肺俞、厥阴俞、心俞、太白、三阴交、公孙、太冲、中脘、鸠尾、膻中等，上下左右交叉配穴，每次取 3~4 个穴位，留针 15~20分钟，疗程为 1 个月。对胆固醇、三酰甘油均有降低作用。还有报道，针刺治疗使血清高密度脂蛋白及高密度脂蛋白/低密度脂蛋白比值上升，表明针刺可以调节脂质代谢，且无明显副作用，很适合老年高脂血症。

针刺降脂的方法有哪些

针刺治疗高脂血症有良好的效果，常用穴位有内关、足三里、丰隆、三阴交、阳陵泉。

（1）单穴

方法一 取单侧内关穴，快速进针，施提插加小捻转手法，留针20分钟，隔日1次。

方法二 取足三里，得气后行平补平泻手法，留针15分钟，10次为1个疗程。

方法三 取丰隆穴，迅速直刺入皮下1~1.5寸，得气后施以徐而重之手法，使针感至二三趾部，针感随时间延长而呈持续性加强，直至出针为止，留针30分钟，每日1次。

（2）辨证取穴

方法一

取穴：肩髃、曲池、合谷、伏兔、足三里、风池、阳陵泉、环跳、太冲穴。

施术：每次选5~6穴，针刺得气后采用补虚泻实，留针30分钟，其间行针1次。

方法二

主穴：曲池、风池、内关、三阴交、足三里、太冲

配穴：百会、肩髃、照海、丰隆。

施术：用透刺，行平补平泻手法，每次取3~4穴，每日1~2次。

方法三

主穴：内关、心俞、曲池、足三里、三阴交。

配穴：风池、环跳、神门、通里。

施术：平补平泻，留针15~20分钟，12次为1个疗程。

方法四

主穴：三阴交、足三里、内关或太白、阳陵泉、丰隆。

配穴：胸闷、前区痛者加部门、脑中；头晕耳鸣者加太冲、风池；头闷者加太冲、率谷、百会。

施术：除年老体弱者用平补平泻手法外，其余均用泻法。留针15分钟，其间捻转2~3次，10次为1个疗程。

方法五

主穴：足三里、三阴交、内关

配穴：高血压配曲池、太冲；冠心病配心俞；糖尿病配脾俞、太溪。

施术：均用平补平泻手法，得气后留针30分钟，每间隔5分钟行针1次。隔日治疗1次，20次为1个疗程。

如何用耳穴疗法降脂

耳穴疗法是一种在耳廓穴位上压贴药籽治疗疾病的方法。这一疗法是在患者耳廓的选定穴位上，用胶布敷贴药籽，以药籽的机械压力来持续刺激耳穴。通过每一耳穴与人体经络的相应关系，促进和加强经络系统的功能，推动气血的运行，从而疏通经络，祛邪扶正，调整脏腑的功能，增强机体的抗病能力，进而达到防病治病的目的。耳穴疗法所用药籽，多采用王不留行籽，它是石竹科植物麦蓝菜的种子，色黑呈球形，如小米大小，质硬，表面较光滑，无需加工。

取穴：双侧神门、内分泌、皮质、肾上腺、心、脑点、肝、胆。

施术：取双侧耳定神门、内分泌、皮质下、肾上腺、心、脑点、胆，选用王不留行籽以胶布将其固定于耳穴，每日多次按压，三餐后及晚睡前重点按压，以适度的压力刺激耳穴，贴压4天为一次，8次为一疗程。

如何进行足部药浴降脂减肥

荷叶泽泻方　鲜荷叶 250 克（干品 150 克），泽泻 30 克，橘皮 20 克。将以上 3 味切碎同入锅中，加水适量，煎煮 30 分钟，去渣取汁，与 3000 毫升开水同入泡足桶中。先熏蒸后泡足，每次 30 分钟，每晚 1 次。20 天为 1 疗程。具有祛脂减肥的功效，适用于高脂血症患者。

陈葫芦山楂方　陈葫芦 100 克，生山楂 30 克，玉米须 60 克。将以上 3 味切碎同入锅中，加水适量，煎煮 30 分钟，去渣取汁，与 3000 毫升开水同入泡足桶中。先熏蒸后泡足，每次 30 分钟，每晚 1 次。20 天为 1 疗程。具有祛脂减肥的功效，适用于高脂血症患者。

泽泻乌龙茶方　泽泻 30 克，粗乌龙茶 10 克，决明子 50 克。将以上 3 味切碎同入锅中，加水适量，煎煮 30 分钟，去渣取汁，与 3000 毫升开水同入泡足桶中。先熏蒸后泡足，每次 30 分钟，每晚 1 次。20 天为 1 疗程。具有祛脂减肥的功效，适用于高脂血症患者。

苍术莱菔子方　苍术 30 克，莱菔子 50 克，陈皮 80 克。将以上 3 味切碎同入锅中，加水适量，煎煮 30 分钟，去渣取汁，与 3000 毫升开水同入泡足桶中。先熏蒸后泡足，每次 30 分钟，每晚 1 次。20 天为 1 疗程。具有祛脂减肥的功效，适用于高脂血症患者。

附录 1 常用骨度分寸表

分部	部位起止点	度数	度量法	说明
头面	前发际至后发际	12寸	直寸	如前后发际不明从眉心量至大椎18寸，眉心至前发际3寸，大椎至后发际3寸
	两耳后完骨(乳突)之间	9寸	横寸	与额部左右头维穴间距相当；用以度量头面部横寸
颈项	后发际	2.5寸	直寸	取穴法作3寸
	喉结至天突穴	4寸	直寸	即喉头至胸骨上切迹
胸腹肋	天突穴至歧骨	9寸	直寸	即胸骨上切迹至胸剑联合；胸肋部取穴度量，一般根据肋骨计算，每一肋骨或上下两肋间折作1寸6分
	歧骨至脐中	8寸	直寸	用于上腹部定穴
	脐中至横骨上廉(耻骨联合上缘)	5寸	直寸	用于下腹部定穴
	两乳头之间	8寸	横寸	用于胸腹部横量；女性以两缺盆穴间距代替
	腋以下至季胁	12寸	直寸	季胁指11肋端
	季胁以下至髀枢	9寸	直寸	即11肋端至股骨大转子上
背腰	大椎以下至尾椎	21椎	直量	背部腧穴根据脊椎定位；两肩胛骨下角平第7胸椎棘突，两髂嵴平第4腰椎棘突
	两肩胛骨脊柱缘之间	6寸	横寸	
上肢部	腋前纹头至肘横纹	9寸	直寸	用于手三阴、手三阳经的取穴定位
	肘横纹至腕横纹	12寸		
下肢部	横骨上廉至内辅骨上廉（股骨内髁上缘）	18寸	直寸	用于足三阴经的取穴定位
	内辅骨下廉(胫骨内髁下缘)至内踝高点	13寸		
	髀枢至膝中	19寸		用于足三阳经的取穴定位；膝中的水平：前面相当于犊鼻穴，后面相当于委中穴
	臀横纹至膝中	14寸		
	膝中至外踝高点	16寸		
	外踝高点至足底	3寸		

附录2 头面、躯干部常用穴位定位表

穴名	定位
百会	在头部,当前发际正中直上5寸,或两耳尖连线的中点处
睛明	在面部,目内眦角稍上方凹陷处
印堂	在额部,当两眉头之中间
太阳	在颞部,当眉梢与目外眦之间,向后约一横指的凹陷处
迎香	在鼻翼外缘中点旁,当鼻唇沟中
四白	在面部,目正视,瞳孔直下,当眶下孔凹陷处
下关	在面部耳前方,当颧弓与下颌切迹所形成的凹陷中;在颧弓下缘凹陷处,当下颌骨髁状突的前方,闭口取穴
地仓	在面部,口角外侧,上直瞳孔
颊车	在面颊部,下颌角前上方约一横指,当咀嚼时咬肌隆起,按之凹陷处
膻中	在胸部,当前正中线上,平第4肋间,两乳头连线的中点
鸠尾	在上腹部,前正中线上,当胸剑结合部下1寸
中脘	在上腹部,前正中线上,当脐中上4寸
天枢	在腹中部,脐中旁开2寸
风池	在项部,当枕骨之下,与风府相平,胸锁乳突肌与斜方肌上端之间的凹陷处
肩井	在肩上,前直乳中,当大椎与肩峰端连线的中点上
大椎	在后正中线上,第7颈椎棘突下凹陷中
肺俞	在背部,当第3胸椎棘突下,旁开1.5寸
厥阴俞	在背部,当第4胸椎棘突下,旁开1.5寸
心俞	在背部,当第5胸椎棘突下,旁开1.5寸
肝俞	在背部,当第9胸椎棘突下,旁开1.5寸
脾俞	在背部,当第11胸椎棘突下,旁开1.5寸
肾俞	在腰部,当第2腰椎棘突下,旁开1.5寸
大肠俞	在腰部,当第4腰椎棘突下,旁开1.5寸

附录3　　四肢部常用穴位定位表

穴名	定　位
肩髃	在肩部,三角肌上,臂外展,或向前平伸时,当肩峰前下方凹陷处
尺泽	在肘横纹中,肱二头肌腱桡侧凹陷处
手三里	在前臂背面桡侧,当阳溪与曲池的连线上,肘横纹下3寸
曲池	在肘横纹外侧端,屈肘,当尺泽与肱骨外上髁连线中点
内关	在前臂掌侧,当曲泽与大陵的连线上,腕横纹上2寸,掌长肌腱与桡侧腕屈肌腱之间
神门	在腕部,腕掌侧横纹尺侧端,尺侧腕屈肌腱的桡侧凹陷处
合谷	在手背,第1、2掌骨之间,当第2掌骨桡侧的中点处;或拇指、食指分开,以一手的拇指指间关节横纹放在虎口上,其拇指指尖所止处即是该穴;或拇指食指并拢,在肌肉最高点处取穴
环跳	侧卧,被压于下面的下肢伸直,上面的髋、膝关节屈曲,于股骨大转子最高点与骶管裂孔连线的外中三分之一交点处取穴
血海	屈膝,在大腿内侧,髌底内侧端上2寸,当股四头肌内侧头的隆起处;或屈膝,医生以左手掌心按于患者右膝上缘,二至五指向上伸直,拇指约呈45°斜置,拇指尖下是穴,对侧取法仿此
委中	在腘横纹中点,当股二头肌腱与半腱肌腱的中间
阳陵泉	在小腿外侧,当腓骨头前下方凹陷处
阴陵泉	在小腿内侧,当胫骨内侧髁后下方凹陷处
足三里	在小腿前外侧,在犊鼻下3寸,距胫骨前缘一横指(中指)
丰隆	在小腿前外侧,在外踝尖上8寸,距胫骨前缘二横指(中指)
下巨虚	在小腿前外侧,当犊鼻穴下9寸,距胫骨前缘一横指(中指)
三阴交	在小腿内侧,当足内踝尖上3寸,胫骨内侧缘后方
昆仑	在足部外踝后方,当外踝尖与跟腱之间凹陷处
太溪	在足内侧,内踝后方,在内踝尖与跟腱之间的凹陷处
照海	在足内侧,内踝尖下方凹陷处
公孙	在足内侧,当第1跖骨基底的前下方
太白	在足内侧缘,当足大趾本节(第1跖趾关节)后下方赤白肉际凹陷处
太冲	在足背侧,当第1跖骨间隙的后方凹陷处
涌泉	在足底部,卷足时足前部凹陷处,约当足底2、3趾趾缝纹头端与足跟连线的前1/3与后2/3交点上